賢い患者術

医師が患者になってわかった！後悔しない

上野直人
Ueno Naoto

PHP

PART 1

患者と医師、両方の立場で見えてきたこと

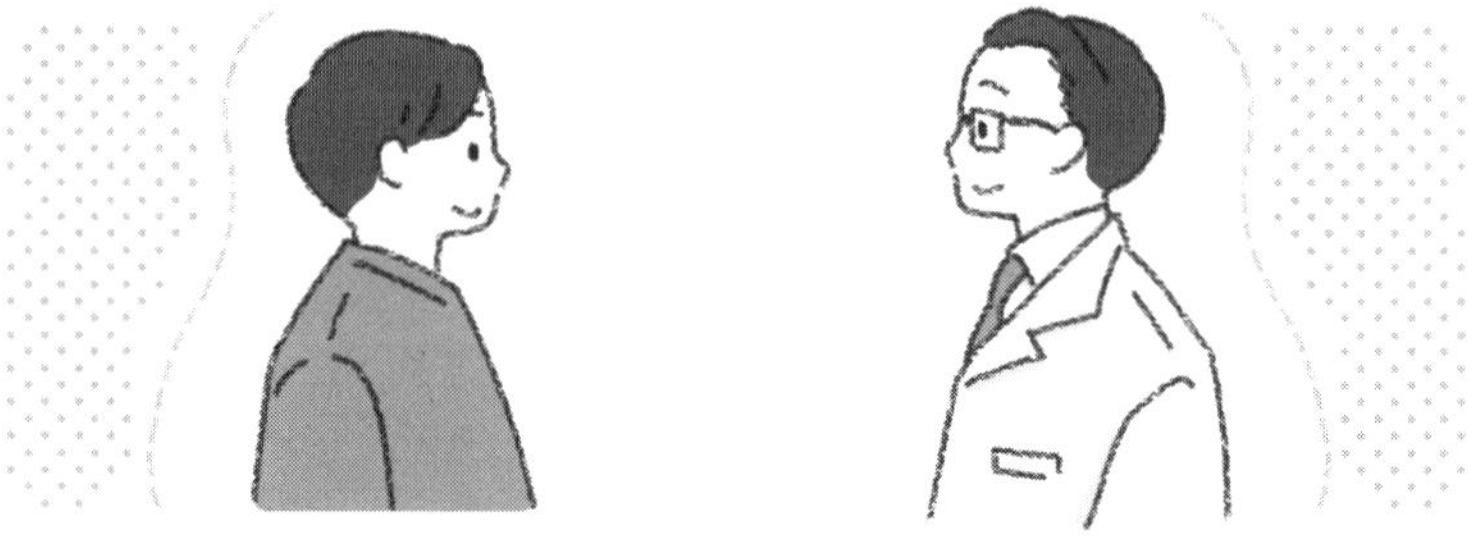

がん専門医の私が患者になって、はじめて気づいたことがあります。その経験をもとに、皆さんに参考にしてほしいことをアドバイスします。

PART 2

「自分の体の主人公になる」ための心のもち方

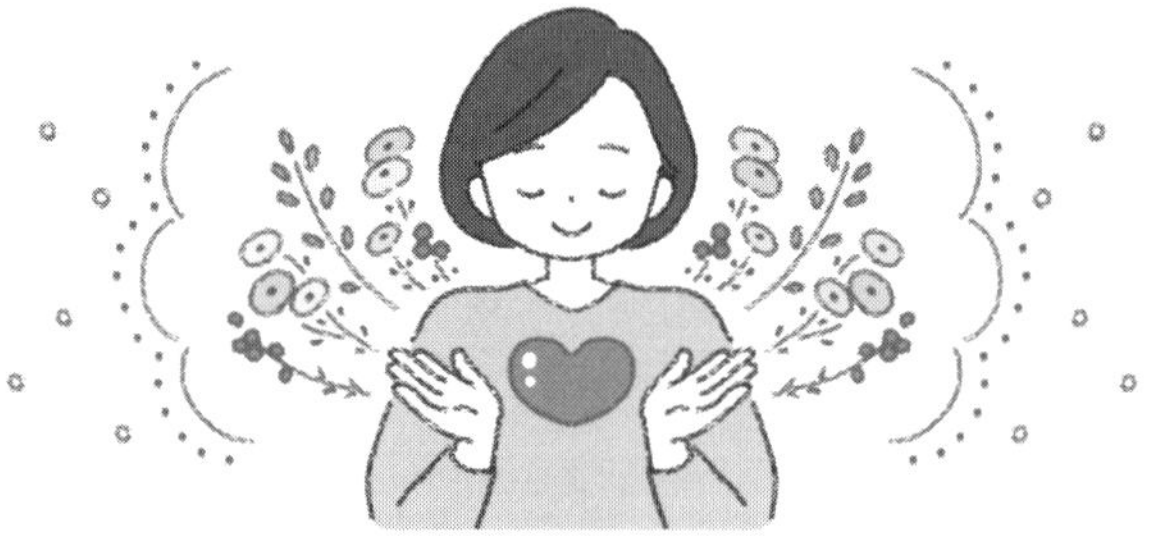

病気になったときは体はもとより「自分の心とどう向き合うか」がより重要になってきます。よりよく生きるための考え方を提案します。

PART 3

今日から高めたい「情報を集める力」

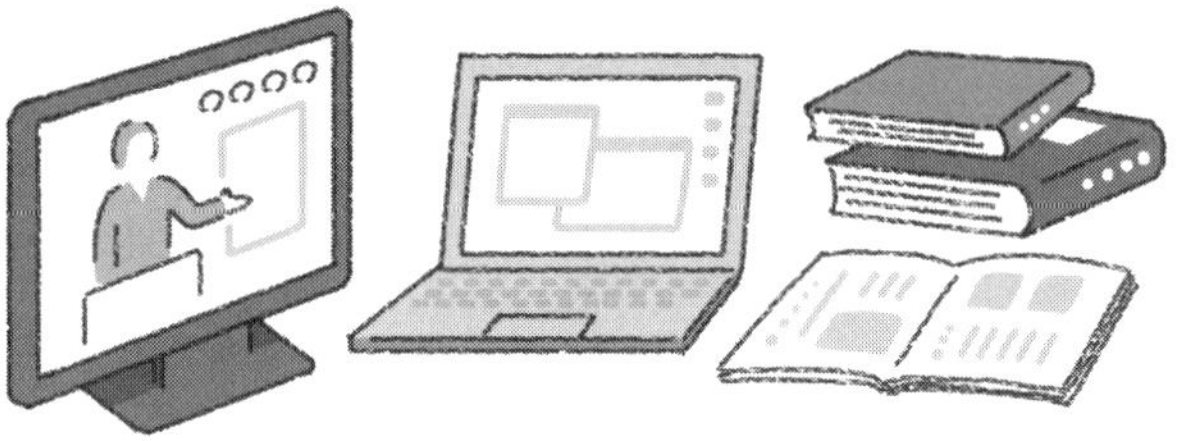

テレビやインターネット、書籍などでさまざまな情報を集めることができるようになりましたが、怪しいものもたくさんあります。医師と連携を図りながら正しい情報を得るための方法を紹介します。

PART 4

よりよい医療を引き出すためのコミュニケーション

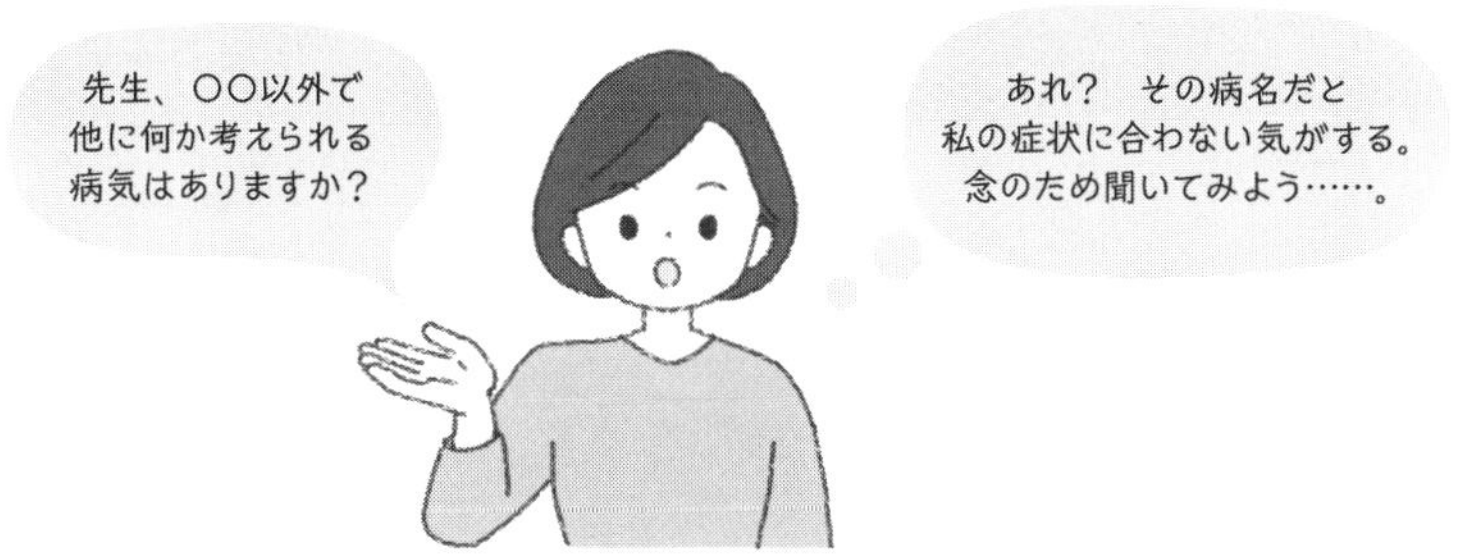
先生、〇〇以外で
他に何か考えられる
病気はありますか？
あれ？ その病名だと
私の症状に合わない気がする。
念のため聞いてみよう……。

医師と患者は本来対等な関係です。適切な医療を受けるためには遠慮はいりませんが、敵対するのも問題です。スムーズなコミュニケーションのためのコツをお教えします。

はじめに

自分にとって最適な、よい医療を引き出すには

私は日本の大学の医学部を卒業したのち、アメリカの医療を勉強したかったこと、そのなかで自分の専門分野となるものを見つけたかったことから、アメリカで医師になる道を選びました。現在は腫瘍内科医として、アメリカの病院に勤務しています。

腫瘍内科医とは、わかりやすく言えば「がんの専門家」です。これまで、じつに多くのがん患者さんと接してきました。そのなかで、医師と患者のコミュニケーションのあり方というものを考えさせられる機会が数多くありました。医師にとっても、患者にとっても、その方にとって最適な、よい治療にしていくには、やはり互いのコミュニケーションが必要不可欠です。

その「コミュニケーション」を、患者さんの側が上手に進めていくにはどうしたらよいか、どんなことが大切で、何をすべきなのかをまとめたエッセンスが本書です。

じつは私は二度ほどがんを経験した、がんサバイバーでもあります。自分自身が死というものに直面し、がんという病気と向き合った経験から、大きな病気がわかった

ときの動揺や不安を患者として体験しました。そして改めて、後悔のない治療を受けるには、自分で自分の体のことについて考え、選択し、決定していくことがどれだけ大事かも実感しました。

自分にとってよりよい、後悔しない治療を受けるには、やはり受け身でいてはいけないのです。アメリカの患者さんと比べると、日本の患者さんたちはおしなべて「先生を信用しているのでお任せします」「おっしゃるとおりにします」という方が多いように感じます。

お医者さんに丸投げし、言うことを素直に聞き入れて、質問もしなければ、自分で調べて納得のいく治療を選び取ろうともしない。その結果、不必要な手術や治療を受けてしまったら体はもう元には戻りません。ですから、もっと皆さんには〝患者としての能力〟を磨いて、患者としての意識やスキルを高めていってほしい。医師である立場からも、患者を経験した身からも、このように強く思っています。

そのためのノウハウをこの本にはギュッと詰めました。皆さんが賢い患者さんになるための一助になれたら幸いです。

上野直人

医師が患者になってわかった！　後悔しない賢い患者術　もくじ

PART 1

患者と医師、両方の立場で見えてきたこと

PART 2
「自分の体の主人公になる」ための心のもち方

PART 3

今日から高めたい「情報を集める力」

PART 4

よりよい医療を引き出すためのコミュニケーション

※本書に掲載の情報は、２０２３年２月現在のものです。

装幀　下村成子
イラスト　渡邉美里
組版　朝日メディアインターナショナル株式会社
編集協力　八木沢由香

PART 1

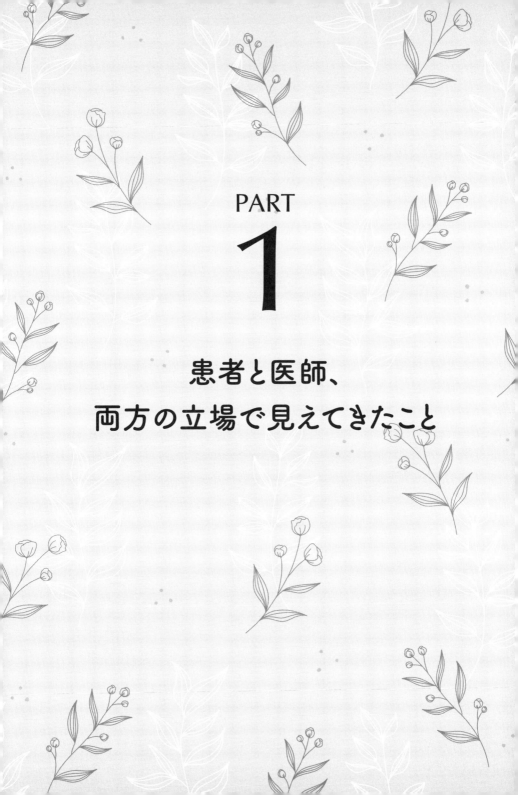

患者と医師、
両方の立場で見えてきたこと

病気のこと、きちんと説明できますか？

日米で見られる患者力の差

皆さんは、自分がもし病気を抱えているとして、病気のことを誰かにきちんと説明することができますか？

〝きちんと〟というのは、たとえばこういうことです。

- **自分がかかっているのはどのような病気か、一般的な病名と専門的な診断名で言うことができる。**
- **どういう症状が出ているか説明できる。**
- **今の症状は初期のものなのか、もっと進行した状況なのか説明できる。**
- **今どんな薬を飲んでいて、それは何の薬か理解できている。**

いかがでしょうか？　おそらく「そこまでしっかり説明できない」「お医者さんに

聞かないとわからない」という方が多いのではないでしょうか？

私はアメリカでがんの専門医をしています。日本とアメリカの医療を比べると、知識も技量も遜色（そんしょく）なく、どちらも世界トップレベルです。けれども、ひとつだけ大きな違いを感じる部分があります。それは患者さんの差です。

アメリカにもいろいろな患者さんはいますが、総じて患者としての能力をしっかりもっている**「患者力」**の高い人が少なくありません。

たとえばアメリカでは、自分の病気や症状について簡潔に答えられる人が大半です。カルテや紹介状がなくても、医師から質問されれば的確に答えを返してくれます。薬に関しても、どんな薬をどれだけの量、どのくらいの期間飲み続けてきたか、どのような効果と副作用があったかを、しっかり答えられる人がたくさんいます。

アメリカの患者さんたちは「自分の体は自分で治す」意識が高く、決して医師任せにはしません。だから医師も、患者さんに応えて、より一層最適な治療を行おうとします。

一方、日本の患者さんは、まだまだ「病気の治療は医師任せ」の方が多いように感じます。でも、それでは「よりよい医療」を受けることはできません。

「お大事に」でなく「他に質問はない？」

質問すること、質問されることは当たり前

日米で患者さんの「患者力」に違いが生まれてくるのには、医療の場での体験や習慣も影響しているのかもしれません。

もちろんアメリカは個人主義の国ですから、もともと「自分のことは自分で守る」意識が強いという側面はあります。インフォームド・コンセントがいち早く取り入れられて、医師側が治療のメリット・デメリットを説明して同意してもらうことが根付いていますし、患者さんの側もセカンドオピニオンを受けるのは当たり前と考えています。

でも、こうした医療文化の違い以上に、日頃の病院とのかかわり合いが、患者さんの差に大きく関係していると私は考えています。

診察後に医師からどのような言葉をかけられているか、ちょっと思い出してみてください。「お大事にどうぞ」「お大事になさってください」が多くありませんか？アメリカではこう言われます。**「他に質問はない？（Any Question?）」**。

これは風邪のような病気であっても、小さい子ども相手でも変わりません。必ず聞かれる質問なのです。

質問すること、質問されることが当たり前ですから、医師と患者さんの関係は、医師の言うことを聞くだけの関係性にはなっていません。患者さん自身も進んで、自分の体のことや治療について積極的に質問し、医療に参加しようとします。

いうなれば、〝医師と患者はパートナーである〟との認識が、医師にも患者にもしっかりとあり、両者がタッグを組んで治していくことが土台としてできあがっているのです。

そう言われると「でも、それはアメリカだから……。日本は違う」と思うかもしれませんが、そんなことはないのです。「他に質問はない？」と聞いてもらえなければ、**「先生、ちょっと質問があるのですが、いいですか？」**と皆さんのほうから尋ねてみてください。皆さんが変われば、医師も変わります。

自分が患者になったからこそ気づいたこと

病気になったとき、後悔しない選択を

がん専門医である私は、日頃がんの患者さんを「大丈夫です。一緒に治していきましょう」と励ます立場にあります。いろいろな患者さんと向き合ってきて、医師としてどうあるべきか、どのような医師が患者さんにとってよい医師であるかを考え続けています。

一方で、患者さんの抱く不安な気持ちや動揺も、とてもよく理解できます。なぜなら私自身も、がん患者になった経験を二度もっているからです。

一度目は40代のときでした。左太ももにできたしこりが、病理学的に見て5年生存率が50％とされている「悪性線維性組織球腫」という珍しいがんであることがわかったのです。そして二度目は、その6年後。血液のがんの一種であるＭＤＳ（骨髄

異形成症候群）を患いました。

おかげさまでどちらも治療が効いて、現在もこうして医師を続けることができています。けれども**自分が重篤な病気になったことによって、それまで見えていなかったことがあるとわかった**のです。

白状しますが、医師でありながら、自分ががんとわかったときはひどく狼狽しました。MDSとわかったときは、「もう治らないのだ」と落ち込み、うつ状態に近くもなりました。

患者さんがどのような不安や悩みを抱え込んでしまうか身をもって知ることができて、医師としての自分のあり方を振り返るきっかけになり、自分自身の生き方をどうするのかについて、本当の意味で考えてこなかったことも強く突きつけられました。

そうした経験をしたことで、医師として今、ひとりでも多くの方が、病気になったとき、後悔しない選択をしてほしいと心から思っています。

病気になるということは、ある意味で自分の生き方を考えるきっかけになります。

自分らしく生きるためにも、あとから「こうすればよかった」と思うことのないよう、治療を医師任せにせず、自分自身で選び取ることが大事ではないでしょうか。

患者の不安はどこへ向かうのか

不安が大きいときのネット検索は要注意

大きな病気になると、誰でも「この病気は完全に治るのか」「治らなかったらどうなるのだろう。死んでしまうのだろうか」「これまでとは生活が変わってしまう」「家族や周りに迷惑をかけるのは嫌だ」など、さまざまな不安や葛藤（かっとう）を抱きます。

私もそうでした。とくに二度目に患（わずら）ったＭＤＳ（骨髄異形成症候群）は、血液細胞へと成長する骨髄の幹細胞が侵される病気です。治療法もあまりなく、有効とされていたのは、がん化した骨髄の幹細胞を薬で徹底的に壊したあと、健康な人から提供された幹細胞に入れ替える造血幹細胞移植でした。

造血幹細胞移植をしないと、徐々に死に向かっていく。でも造血幹細胞移植をして、それが成功すればいいけれど、場合によっては合併症で死亡する危険もある。そうした状況のなか、なかなか造血幹細胞移植をする決心がつかずにいました。

死に直面して大きな不安にさいなまれているとき、もっと情報を得ようとして私がとった行動は、多くの人がそうするであろうインターネット検索です。

そこには、じつに魅力的な情報がたくさんありました。「このサプリを飲むと、治療をしなくても貧血がコントロールできますよ」などなど、です。しかも、そうした魅力的な情報のいくつかには、論文でエビデンス（科学的根拠）が証明されているものも含まれていたのです。

もし私が腫瘍専門医でなければ、歯止めが利かず、きっと紹介されている方法に手を出していたでしょう。これだけよくなるといったデータを目の前にして、私自身も気持ちが揺らいだほどです。医療や医学の知識をもたない一般の人であれば、藁にもすがる思いで飛びつきたくなっても不思議ではありません。ネットには怪しい情報がたくさん存在します。不安を抱えているときほど、その甘い囁きに耳を傾けたくなります。

加えて、近年の怪しい情報は、医学の定説と異説を巧妙に混ぜ合わせた「半分正しく、半分怪しい」構成になっています。先ほどのように、論文を引用するかたちで

「エビデンスがある」と主張するものも少なくありません（ひとつのまたは何年も前の論文だけではエビデンスがあるとは言えません）。

そのような**怪しい情報を信じ込んでしまった結果、正しい治療を受けることなく、かえって状態を悪化させてしまう深刻なケースも数多く出てきています。**

病気になると心身ともに疲弊（ひへい）します。疲弊しているときは正しい判断もできなくなります。だからこそ、不安に流されるまま怪しい情報や医療に手を出すことがないよう、患者としての能力を高めておくことが大切なのです。

それも、**大きな病気、重篤な病気になる前から、患者になったときの心構えとスキルを高めておくに越したことはありません。**

自分の病気に関する医療知識をしっかりもっていれば、あるいは自分が得た情報を医師と共有して、理解し、解釈し、考えるということができたら、はやりすたりの情報に惑わされることも、メディアの情報を鵜呑（うの）みにすることもなくなっていきます。

結果的に、自分にとって最良な医療を自分で選び取り、後悔の少ない治療を受けることにつながっていくのです。

最近の怪しい情報は、
医学の定説と異説を巧妙に混ぜ合わせた
半分正しく、半分怪しい構成になっている

病気になると、**不安になり、**
怪しい情報に振り回される可能性が!

防ぐためには…

- **大きな病気になる前から「患者力」を高める**
- **自分の病気に関する医療知識をしっかりもつ**
- **自分が得た情報はかかりつけの医師と共有する**

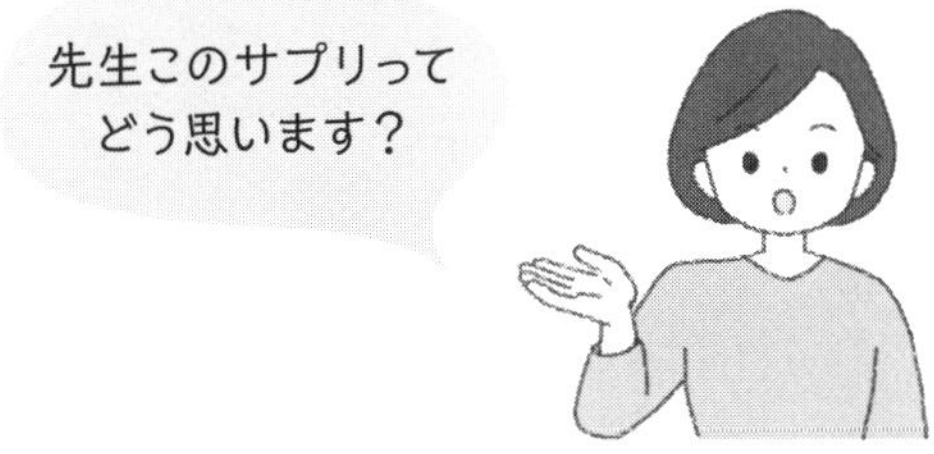

「どの医療機関を選ぶか」よりも大切なこと

医療の現場ではすでに患者格差が広がっている

患者力が高いか、低いかは患者格差にもつながっていきます。医療格差ではなく、患者格差です。患者格差とは何かといえば、受けられる医療やその後の健康状態に「差」が出てくるということです。

病気には、さまざまな要因が絡（から）んでいます。病態は、過去の病気や現在の健康状態、過去に服用していた薬や現在服用している薬、生活環境といったものに大きく左右されます。また大きな病気になるほど、治療は複雑化しますし、長期化もします。

そのため患者さん自身の病気に向き合う姿勢と意識が治療にも影響します。

たとえば「自分の体のことは自分で決める」と考えられる人であれば、最善の治療を受けるため、自分の症状や状態、過去の病歴や薬歴について、簡潔かつ的確に医師に伝えようとするでしょう。そのうえで、どのような治療がよいかを担当医と一緒に考えていきたいと思うでしょう。その結果、納得のいく質の高い医療を受けることが可能になります。

一方で、「病気になったらお医者さんに任せておけばいい」と考え、丸投げにしてしまったらどうなるでしょうか。

患者さん自身のことについては、ご本人しかわかりません。患者さんの状態は個々で異なるのに、それを知るための情報を伝えてもらえなかったら、医師側としても、その方に最適な医療を提供することはむずかしくなります。

そうなると、満足度の高い医療を受けることができなくなるだけでなく、本当なら必要のなかった手術や治療を受けることになってしまうかもしれないのです。

日本の医療の現場でも、患者力の高い方は増えてきています。とはいえ全体からすると、日本の患者さんの大半は、残念ながら「お医者さんにすべてお任せします」といった受け身型から脱することができていません。

そのため、患者さん自身の意識や病気への向き合い方からくる患者格差が広がっているのが現状なのです。

重要なのは「病院ランキング」より「患者力」

大学病院などの大きな病院に行けば安心といった気持ち、病院や医師選びこそが重要だとの思いが、皆さんのなかにはあるかもしれません。

「どこの病院に行くか、どのお医者さんに診てもらうかが大事」という風潮が、日本のなかには根強くあることを感じます。しかし、それではもう、自分にとって最適な医療を受けることはできなくなっているのが医療現場の実情です。

ひと昔前なら「お医者さんにすべてお任せ」も通用したでしょう。治療法や薬は限られていたので、医師がやれること、やるべきこともある程度決まっていたからです。でも今は、新しい治療法や新しい薬が次々と開発されています。「病院ランキング」「医師ランキング」で上位にくるところや、名医とされている医師にかかれば安心とは限らなくなっているのです。**治療の選択肢が増え続けていることで、その医師が勉強不足であれば、どれほど有名な医師であっても安心はできません。**最適な医療を受けるには、皆さん自身の患者力を高めていくしかないのです。

自分が賢い患者にならないと、名医も一流でなくなる!?

パーフェクトな医師はどこにもいない

「大きい病院で知名度もあるから安心できる」「病院ランキングでも上位にあったから大丈夫だろう」「テレビにも出ているし、ゴッドハンドと紹介されていたお医者様だから診てもらいたい」——。

どうせなら、ブランド病院や名医とされている医師にかかりたいと思う気持ちは理解できます。けれどもブランド病院のなかにも、いろいろな医師がいます。デキる医師もいれば、力不足の医師もいるでしょう。

本を出したり、テレビに出たりしているから安心ということも言えません。日本で有名な医師の患者さんが、セカンドオピニオンを受けに私のところに相談にこられることもありますが、正直「なんで、あれほど有名な医師がこんな治療法をしているのか？」「私なら、この治療はしないだろう」と感じることが多々あります。

このことひとつとっても「ブランド」に頼りきって、治療を任せきりにしてしまうのは心配です。

そもそも〝パーフェクトな医師〟など、世界中のどこにも存在しません。皆さんにはショックかもしれませんが、医師といっても所詮は人間です。名医であっても、最新情報に疎かったり、体調不良や寝不足だったりすれば、医療ミスや不幸な医療事故が起きてしまう可能性があるのです。

また日本には、アメリカと違って医師免許の更新制度がありません。アメリカの場合、州によって若干の違いはありますが、医師には医師免許の更新が義務付けられており、専門資格についても試験を受けて更新する必要があります。

私の例で言うと、長らく働いていたテキサス州では医師免許は毎年更新、腫瘍内科医と内科医の専門資格については、10年ごとに試験を受けたうえで更新が求められています。

対する日本は、医学部を卒業して医師の国家試験に合格さえすれば、医師免許は更新されないまま生涯有効です。

この制度は、医師にとっては好都合ですが、患者さんにとっては最悪なシステムだと私は思っています。なぜなら不勉強な医師であっても、スキル不足の医師であっても、患者さんとのコミュニケーション能力が乏しい医師であっても、ずっと医師を続けることができてしまうからです。

医療技術や薬剤開発の進歩が早い医療の世界において、知識やスキルを高めなくても医師として仕事が続けられる。これほど患者さんにとって怖いことはないのではないでしょうか。

名医であっても安心できないと私が言う背景には、こうした日本の実情もあります。ブランドがあるからといって、必ずしも勉強し続けているとは限らない、最新の医療知識やスキルをもっているとは限らないということです。

だからこそ、「お任せしておけば安心」と盲目的に信じ込んではいけないのです。「じゃあ、どうすればいいの?」「といっても医療に関してはお医者様に頼るしかないでしょう?」と思っている方もいるでしょう。確かに、病気の治療は医師にしかできません。それだけに、**どんな医師を選ぶかは大事ですし、それ以上に、皆さんがどんな患者になるかがとても重要なのです。**

医師と患者は本来対等な存在

医師と患者に上下関係はない

忘れないでいただきたいのは、医師と患者は本来対等なパートナー関係にあるということです。医師が上、患者は下といった上下関係にはない。まずはこのことを覚えておいていただきたいのです。

確かに医師は病気や治療に関する知識も経験も豊富です。医療のスペシャリストですから、それに対するリスペクトや信頼感をもってもらうこと自体は悪いことではありません。専門家としての知識とスキルは大いに発揮してもらったほうが、患者さんにとってもプラスになります。

だからといって「お医者様は偉くて、患者はお医者様の言うことを聞いていればよい」といった意識でいるのは誤りです。「診察室の椅子（いす）に座っていれば、お医者様がすべて解決してくれる」と考えていてはいけないのです。

皆さんも、きっと耳にしていると思いますが、医療はサービス業といわれます。風邪といった病気であっても、がんのような重い病気であっても、患者さんは自分にとって最適な医療サービスを求めることができますし、医師の側も、その方にとっての最善の治療を提供する必要があります。

だからといって「自分は治療費を払っているんだから、治してもらって当たり前だ」といった〝患者様〟になってしまっては困りますが、少なくとも〝お医者様〟という認識はもう手放しましょう。

よい治療を受けるには、医師の力と患者の力の両方が不可欠です。患者は無力ではありませんし、医師は神様ではありません。**医師と患者は「病気」という共通の敵と戦うパートナーの関係です。**

先ほど医療はサービス業と言いましたが、ホテルやレストランなどで受けるサービスと同様、どんなサービスを求めるのかを相手に伝えなければなりません。さらに、自分の体のことですから、よりパートナーである医師とは会話のキャッチボールが大切です。その内容次第でサービスの質は大きく変わるのです。

昔と違い「説明することの大切さ」を医師も心得るようになっている

医師に遠慮してしまうのは損になる

現在は、インフォームド・コンセントという言葉が当たり前のものとして使われるようになりました。

インフォームド・コンセントとは、メリット・デメリットを含めて、医師から治療についての十分な説明と選択肢を提示することです。それを受けて患者さん自らが納得のうえ、治療や処置の決定を下します。

日本でも1997年の医療法改正からインフォームド・コンセントが導入されています。すなわち「適切な説明を行って、医療を受ける側の理解を得るよう努力する義務」が、医師には課せられているのです。

それに従って日本の医師たちも、患者さんの納得を得られるように丁寧な説明を心がけているはずです。キャッチボールで言えば、医師のほうからはいろいろなボールを投げているはずなのです。そのボールをキャッチして投げ返すことが、医師とのコミュニケーションをよくして、満足のいく治療を受けることにつながります。

ただし、医師から常にいいボールが投げられてくるとは限りません。**「説明を聞いてもわからない」「こういうときはどうしたらいいのか？」「他にもっとよい治療法はないのだろうか」と感じたときは、その疑問や不安を医師に投げ返さないといけないのです。**

日本の患者さんたちは、そうしたキャッチボールがなかなかできない方が多いようにも思います。

耳にするのは「先生はいつも忙しそうで、質問したら悪いような気がする」「先生はパソコンに向かったままで話すから、聞きたいことがあっても聞きづらい」といった声です。なかには「変な質問をすると怒られるのではないか」「質問して機嫌を悪くされたらどうしよう」と心配して、聞きたいことがあっても聞き返せない方もいるようです。

だから医師に遠慮してしまう。医師に迷惑をかけないようにと考えてしまうことで、大人しく言われたことを鵜呑(うの)みにしてしまう――そのような方が少なくないように感じます。皆さんも、そうではないでしょうか？　多かれ少なかれ、お医者さんに遠慮してしまう気持ちがありませんか？

でも前述したように、今の医師たちはインフォームド・コンセントを大切にしています。ですから患者さんからの質問を迷惑に感じたり、苦々しく思ったりする医師はほとんどいません。

「患者は医師である自分の言うことを黙って聞いて、従っていればいいのだ」と考えている人が、皆無とは言いませんが、滅多にいないはずです。

もし仮に、あからさまに迷惑そうな顔をしたり、不機嫌になったりするような医師であれば、その程度の医師ということです。そのままずるずると診てもらっていても、納得のいく医療を受けられる保証はありません。その結果、損をするのは患者さん本人ですから、病院を変えるなりしたほうが賢明でしょう。

繰り返しますが、今の時代、患者さんからの質問を面倒くさく思ったり、迷惑に思ったりするお医者さんはいません。ですから少しでも疑問を感じたり、「ここを聞きたい」と思ったことがあれば、遠慮や気兼ねをせずに尋ねましょう。

わからないことがあれば遠慮は禁物。どんどん聞いてみましょう！

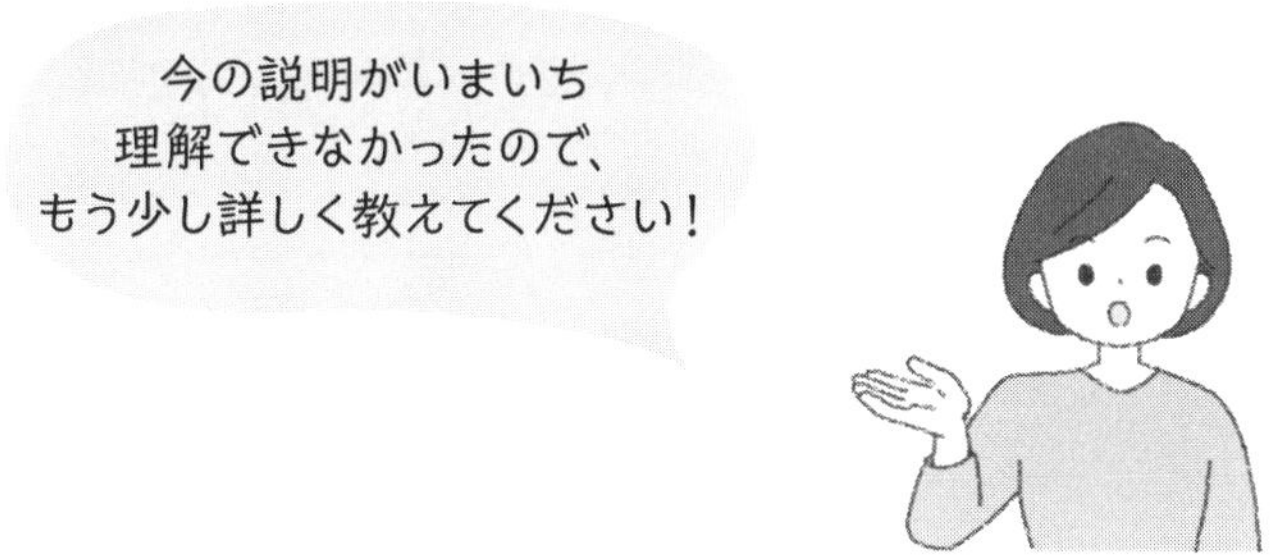
今の説明がいまいち
理解できなかったので、
もう少し詳しく教えてください！

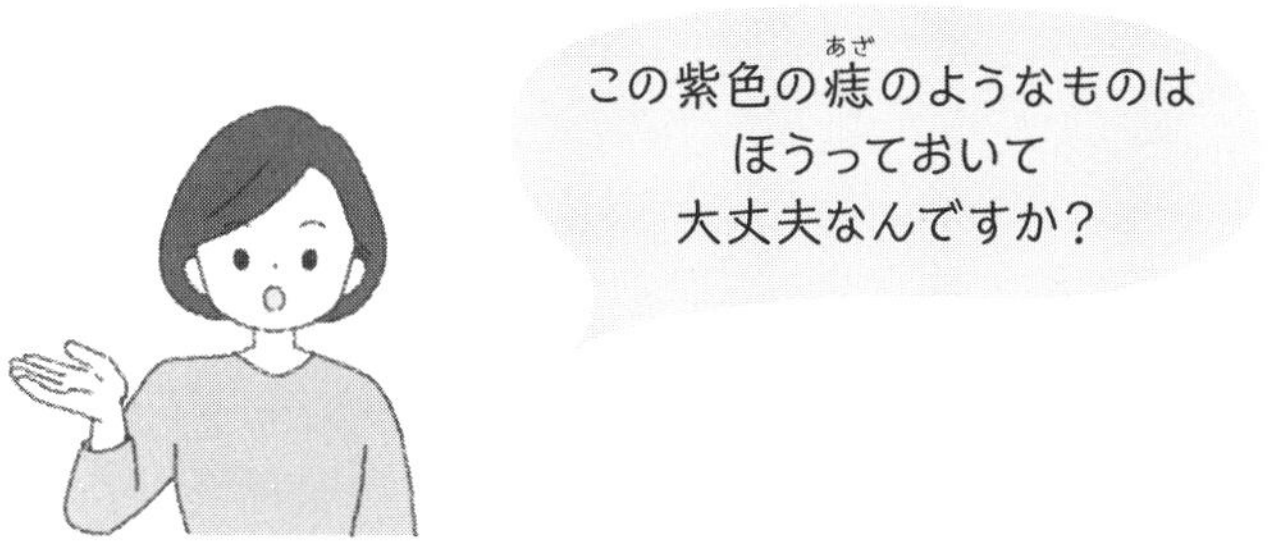
この紫色の痣（あざ）のようなものは
ほうっておいて
大丈夫なんですか？

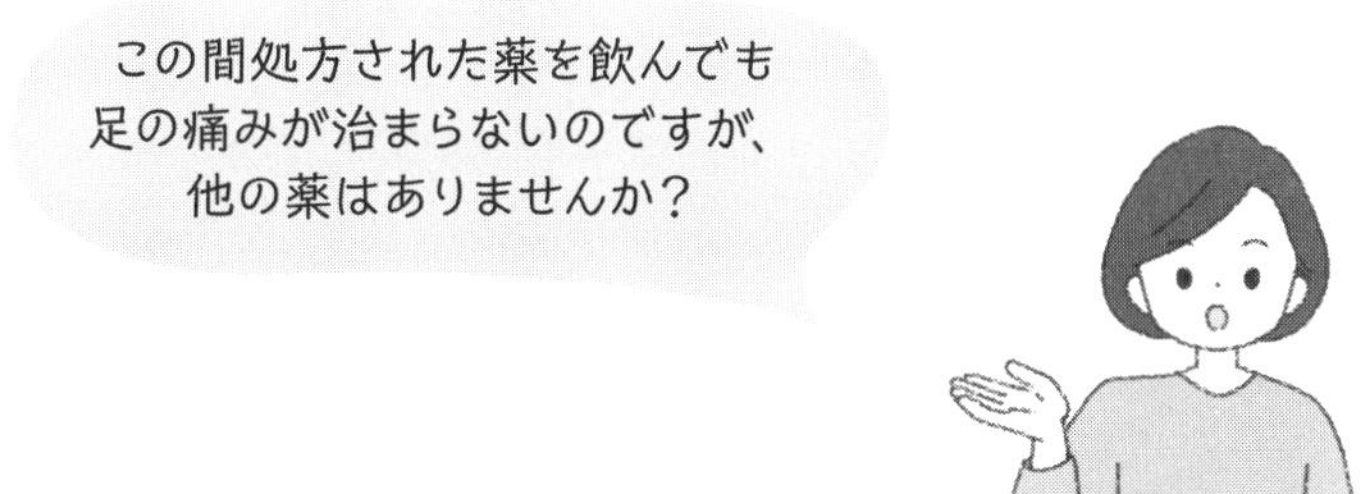

この間処方された薬を飲んでも
足の痛みが治まらないのですが、

患者と医師とでよい医療をつくりあげていく時代に

患者の視点や意見が必要とされている

アメリカの患者さんは、決して医師任せにはしないと言いましたが、それは「自分にとって最高の医療を受けたい」との意識が強くあるからです。

もちろん病院側も患者さんが積極的に治療に参加できる環境をつくり、患者さんの意向に基づく医療を提供するべく、患者を中心に据えたチーム医療の体制がきちんとできています。

そうした環境やシステムは、アメリカのほうが早く確立された分、しっかり浸透しているということはいえるでしょう。しかしながら日本も、だんだんと「患者中心」の医療に変わってきています。

かつてのように、治療に関して、患者は医師の方針に従っていればよいとする考え方は薄まってきており、日本でも医師の言っていること、治療方針を理解して、患者さん自ら治療にかかわってもらうという方向性になってきているのです。

よい治療には、医師と患者お互いのよいコミュニケーションが欠かせません。それには医師側の「わかりやすく説明し、理解と納得を得ていく」姿勢が大切ですし、何よりも患者さん自身が「自分のための医療」を求める姿勢でいることが重要です。

自分の病気のことを考えて、積極的に治療にかかわってくれる患者さんは、迷惑どころか、じつは病院や医師にとっても大変にありがたい存在です。そうした患者さんからの疑問や提案で、見落としに気づくこともあるからです。

また、そのような熱心な患者さんの意向に応えられるようにしたいという意欲が、医師にも病院スタッフにも生まれます。つまり、それは医師・病院と患者双方にとって、WIN－WINのよい結果につながっていくのです。

ではWIN－WINの関係をつくるには何が必要になるのでしょうか。

ひとつめは、**患者さんも自分の病気や症状について勉強をしておくことです。**医療者とよいコミュニケーションをしていくには、患者さんの側も医師を本気にさせなくてはいけません。本気にさせるには、自分が現在抱えている症状や病気についての理解と知識を、ある程度もっておく必要があります。とにかく「すべてお任せします」で丸投げにするのはやめましょう、ということです。

「自分の価値観は何なのか」を考えておこう

もうひとつは、**「自分はどう人生を過ごしたいか」「何を大切にしたいか」をしっかり考えておいていただくことです。**がんに限りませんが、重い病気になるほど、治療を選択する際は、自分の価値観が大事になるからです。

このことは医師として向き合ってきた患者さんの姿と、そして私自身のがん体験から学びました。

MDS患者となったときの私は「死」というものを前にすることになりました。ところがしばらく、自分はどうしたいのか、どんな医療を受けたいのか決められず、おろおろするばかりでした。

最終的に造血幹細胞移植を受ける決心に至ったのは、価値観をもって治療を選択している患者さんたちの存在が大きく影響しています。

自分の人生の価値観をしっかりもっている患者さんたちにならって、**「自分は何を**

大切にしたいのか」を改めて考えてみて、「活発に仕事をしながら、楽しく人生を過ごしたい」という自分の価値観に気づいたことが選択の後押しになったのです。

私の患者さんは、死というものに向き合わざるを得ない転移性乳がんや進行がんの方が多くいらっしゃいます。そのなかには、自分の生き方や価値観をしっかりもって、治療を自ら選び取っていく方もいます。

たとえばバイオリニストの患者さんで、がんの化学療法を拒（こば）んだ方がいました。副作用で手にしびれが出てしまい、演奏ができなくなってしまうからというのが理由です。化学療法を受けなければ、がんを退治することはできないかもしれない。けれども、その方にとっての人生のプライオリティは、バイオリニストであり続けること。ですから選択に迷いは感じられませんでした。

最終的にどのような治療をするのかという選択肢を考えるにあたって、自分の価値観をわかっている人は、やはりその人にとっての最適な医療をより受けやすくなると思います。ですからぜひ、今病気であってもなくても、何が自分の人生において大切かを考えておきましょう。

「よい医師」選びの5つのポイント

どれくらい患者本位かどうかが大事

いい医療を受けるには、いいお医者さんにかかることがいちばんです。しかし、それを見分けるのは、患者さんにとってそれほど簡単なことではないでしょう。

患者さんの立場からしたら、医師を横並びで比較することは、そもそも環境的に不可能です。また、その医師が病室で普段どのように患者さんと接し、会話しているか、すなわち「ベッドサイドマナー」については、実際に診てもらった患者さんしかわかりません。

とはいえ、「このような医師であればまず大丈夫」と考えられる条件はあります。私が医師として、あるいはがん患者として経験したなかで感じた「いい医師の前提条件」を5つほど紹介しましょう。

1　患者目線で話してくれる

2　質問に丁寧に答えてくれる

3　コミュニケーションを急かさない

4　医師自身の意見を言ってくれる

5　わからないことを「わからない」と言える

1〜3については、患者さんを理解するためのポイント、4〜5は患者さんへの説明に関するポイントです。

前述したように、現在は、治療について十分な説明と選択肢を医師から提示されたうえで、患者自らが治療や処置の決定を下すことが当たり前となっています。

また、アメリカではとくにそうなのですが、医療はサービス業の色合いを強めていて、医療行為の中心であり、顧客でもある患者さんのニーズを把握することは、非常に重要となってきています。

患者さんはひとりひとり違います。同じ病気であっても、医師の説明への理解度や納得度も人によって変わります。

納得して決定してもらうためには、患者が抱く疑問を解決しなければなりませんし、ニーズをしっかり把握するためには患者さんの声を聞くことが不可欠です。

したがって、患者目線で話し、質問に丁寧に答えてくれて、コミュニケーションを急かすことなく、患者の声を聞こうとしてくれるお医者さんであることは、いい医師の必要最低限の条件といえるでしょう。

また、医療の世界に「絶対」はありません。患者さんの体の状態は人それぞれで異なります。生活環境、嗜好、既往歴といった条件も違い、それらが複雑に影響します。**「この治療なら、どんな人も絶対に治る」というものは存在せず、病気の解明についても研究が進められている状態で、白黒がはっきりしていないグレーゾーンの部分が非常に多いのです。**

そうしたなか、その患者さんにとって現在考えられる最良の治療を提案してくれる医師であること、患者からの質問に対し、わからないことは「わからない」と言ってくれる医師であることは、信頼できるお医者さんと考えられます。

医師としての知見を駆使して、誠実に質問に答えようとする態度は医師として当然ですが、自分の専門以外のことは責任をもって答えられないケースというのも、実際は結構あります。「わからない」と言われてしまうと、患者さんとしては不安を感じたり、「この医師はダメかもしれない」と思ったりしてしまうかもしれません。

けれども、そもそも医学は、その程度しか発展していないのです。グレーゾーンの部分がまだまだ多いことを考えたら、**「この部分はまだわかっていないのです」「効果がまだ証明されていないのです」と言えるお医者さんは、患者本位の医師である可能性が高いといえます。**

さらに「わからないので少し調べさせてください」と一緒に答えを探してくれたり、「この先生が専門なので聞いてみます」と言ってくれたりするお医者さんであれば、信頼してよい医師であると言って間違いないでしょう。

わからないことを「わからない」という医師は
よいお医者さんです

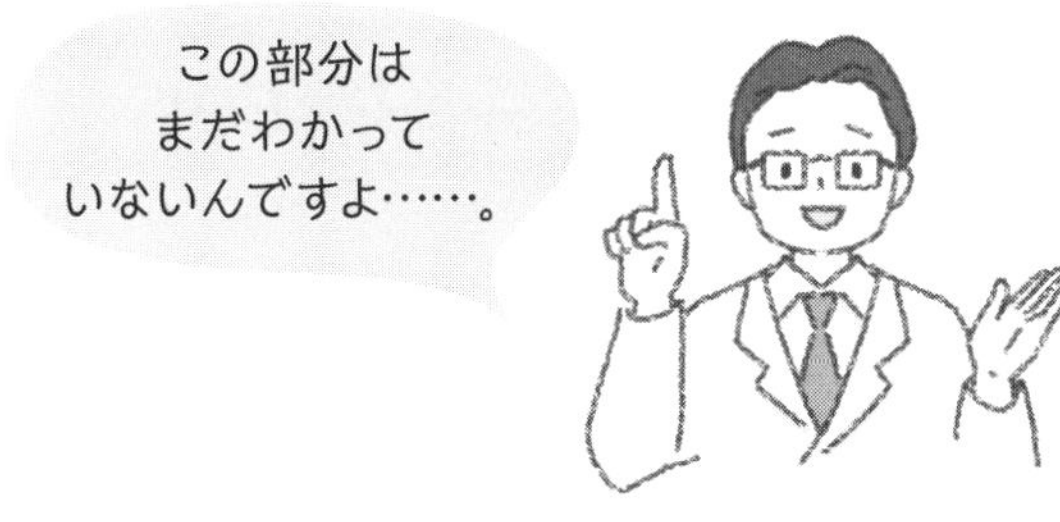

慢性的疾患が増える年代だからこそ「賢い患者」になろう

自分の言葉で医師に伝えられる患者になる

高齢になるにつれ、体にはさまざまな不調や病気が現れ始めます。高血圧になる方は少なくありませんし、動脈硬化や糖尿病など、生活習慣病といわれている病気も増えていきます。

がんや心臓病にかかる方も多くなりますし、なかには慢性の腎疾患、パーキンソン病のように、生涯付き合っていかなくてはならない病気もあります。複数の病気を抱えて何種類もの薬を服用している方もたくさんいらっしゃるでしょう。

だからこそですが、「医療のことはよくわからないから」と、お医者さんに任せきりにせず、ぜひとも賢い患者さんになってほしいと思います。

なかには忙しい医師に気を使って、手を煩(わずら)わせないようにと思うあまり、医師の言うことを鵜呑みにしてしまう方もいます。高齢の患者さんになるほど、そうした遠慮が出てくるのか、お任せ医療になってしまう傾向があるようにも感じます。

医師と患者はパートナーの関係にあると言いましたが、よりよい医療、よりよい治療を受けていただくためにも、医師とのキャッチボールを大事にしてください。

少なくとも、**現在どんな症状があり、生活上のどんなことに困っていて、何を解決してほしいと思っているのかを、できるだけご自分の言葉で医師に伝えられるようにしましょう。**

併せて生活習慣の見直しや、今飲んでいる薬は何か、過去どんな薬を飲んでいたか、副作用はあったかどうかといったことも整理しておくとよいでしょう。

賢い患者になって、後悔しない医療を引き出す

医師の言葉に逆らわず、何でも受け入れてくれる患者さんは、正直に言えば医師にとってやりやすい、ラクな患者さんです。しかし、ご本人にとってそれはよいことではありません。

「モノ言わぬ、受け身の患者さん」からは卒業しましょう。

あなたにとって最もよい医療を受けるには「医師に丸投げにしないで、自ら医師と積極的にかかわり、最適かつ最良の医療を医師や病院から引き出せる患者」になることに尽きます。すなわち、自分で治そうとする意思とスタンスをもっている患者であること、です。

医師に文句も言わないし、質問もしない。「先生、よろしくお願いします」と言って、あとは「先生を信用しているのでお任せします」「おっしゃるとおりにします」と思考停止してしまう。そのような患者でいることから脱して、ぜひとも賢い患者になってください。

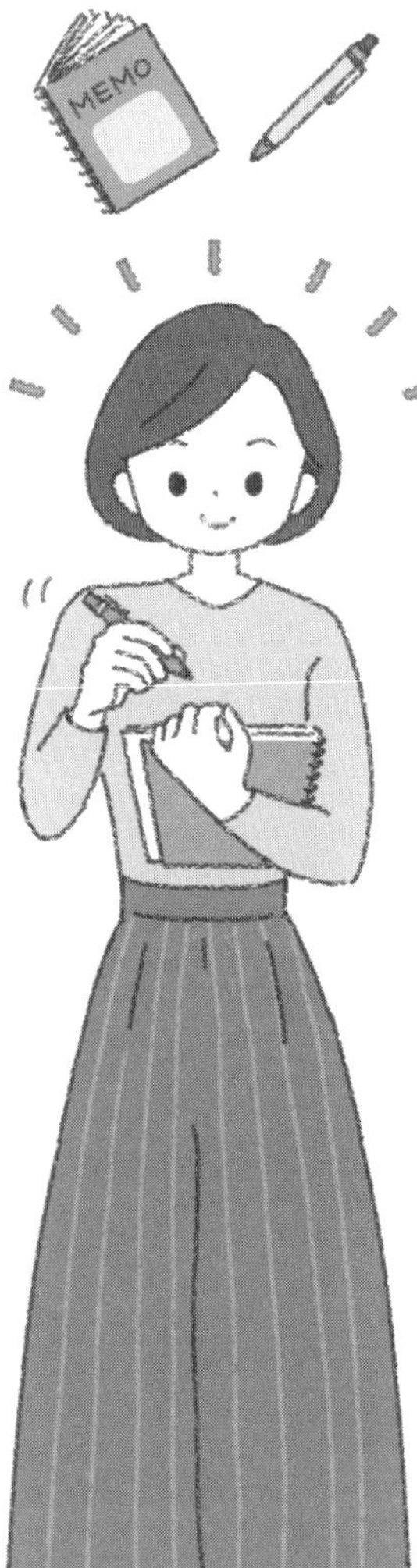

PART 2

「自分の体の主人公になる」ためのの心のもち方

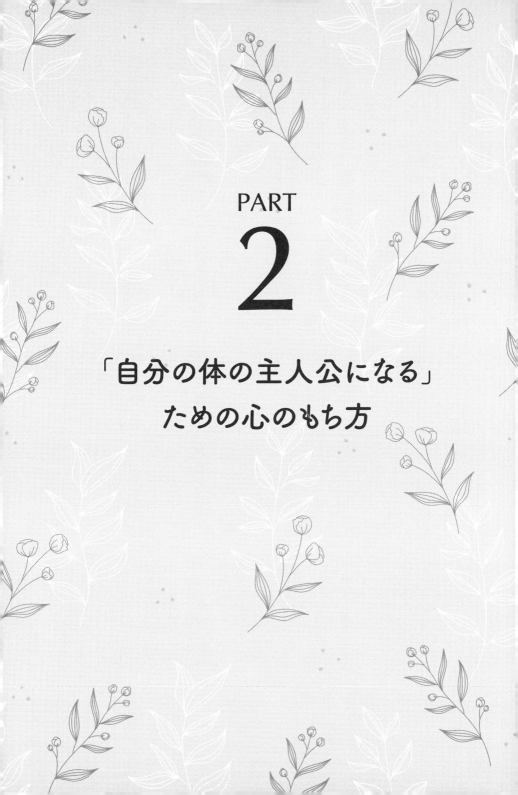

たったひとつしかない あなたの体に責任をもつ

家族のため、仕事のための体ではなく、自分のための体

テキサス州のヒューストンにある私の病院に、ある高齢の患者さんがいました。その方の住まいがあるフロリダから、わざわざヒューストンの私の病院までひとりで来られたのですが、アメリカは広いですから、国内移動とはいっても日本と違い、この距離だと飛行機でも約2時間半はかかります。

進行がんに侵されていて、完治する可能性は非常に低く、そのことは繰り返しお伝えしていました。でも、その方はこのように言って譲（ゆず）らないのです。

「先生の治療なら何をやっても結構です。可能な治療をすべてやってください。家や財産を投げ打って治療費に回します。お任せしますから、できる治療は何でもやってほしい」

医師として、患者さんにそのような要望がある以上、できる限りのことはしようと思います。しかし一方で、高齢であることを思えば、残りの人生を病院で過ごし、治らない病気の治療に使い続けること、人生の選択を私、つまりは他人に委ねきりにしてしまうのはどうなのだろうかとも考えてしまいました。

人生は一度きりしかありません。人生の時間も有限です。たとえ病気になったとしても、限りある人生をどのように過ごしていきたいかがはっきりとあれば、医師の言いなりになって過ごしたいとは思わなくなるでしょう。

人生が一度きりしかないように、皆さんの体もたったひとつしかありません。そして、**その体の責任者はその人自身です。家族のための体でも、仕事のための体でもなく、自分のための体です。皆さんが「自分らしく生きる」ために、皆さんの体があるのです。**

賢い患者術を身につけることは、何よりも自分の体のため、治療で後悔しないためにも、とても大切です。自分の病気について、自分できちんと理解する。医師と一緒に治療法を考えて、後悔しないように選択し、決断する。「自分の体と人生のために」という気持ちを忘れず、主体的なスタンスで病気と向き合ってください。

「後悔しない患者」になるために

自分で決めるからこそ後悔も少なくなる

患者さんのなかには、「何のために」「誰のために」の主語が「自分」ではなく、「家族」になってしまっている方もいます。

家族のために元気でいたい、家族のために治療を受けている、家族のために私は生きているという方たちは、主体が自分ではありませんから、治療もお医者さん任せになりがちです。

医師任せでも、治療がうまく進んでいるときは問題ありません。けれども治療の効果があまり出なかったり、効かなくなっていったりしたとき、納得感をもたないまま治療を続けていることで、満足度は下がっていく一方になります。

私は仕事柄、さまざまな患者さんの最期を見届けてきました。自分で選び取り、病気でもあきらめずに人生を生き抜いた方は満足して穏やかに旅立っていかれますが、「自分の人生はこんなはずじゃなかった」「あのときこうしていれば違ったのに」と、最後の最後まで後悔を抱えたままの方もいます。

自分以外の誰かに決定や選択を任せてしまうと、このように後悔と共に人生の幕を下ろすことにもなりかねません。

私の話をしますと、自分ががん患者、とくにMDS（骨髄異形成症候群）になったとき、造血幹細胞移植をするかどうかについて、医療関係の知り合いにやるべきかどうかを片っ端から相談して回りました。

医師としての自分は「完治には移植しかない」と理解していましたが、患者としての自分は、自分がラクになるために、誰かが「移植したほうがいいよ」と強く後押ししてくれたり、「自分は絶対に反対だ」と言ってくれたりすることを求めていたのです。

家族とも何回も話し合いました。おそらく家族、とくに妻は「最終的な決断はあなたがしなければいけない」と言いたかったのでしょう。決して「自分としてはこうしてほしい」と口にしませんでした。

でも、今となっては感謝しています。もし自分ではない誰か、それが妻であったとしても、「こうしたほうがいい」と言ったことを鵜呑みにしていたら、結果にかかわらず、後悔は間違いなく大きくなっていたからです。

どうするかを自分で決めたことは、私にとって改めて人生を考えるきっかけになったという面でも大きな意味をもちました。

もちろん、自分で決断したとしても、後悔がまったくなくなるわけではありません。私自身も、造血幹細胞移植をしたことへの後悔はありませんが、その後の副作用では「これをしなければ副作用はなかったのではないか」と思ってしまうこともありましたし、「やらなければもっと元気に動けた」などと文句を言いたくなることもありました。治療が成功しても、「あのときこちらの治療を選択していたら、結果は違ったかもしれない」と考えてしまうことは必ずあります。しかし、**後悔の度合いということで言えば、人任せにするか、自分で決定していくかで雲泥の差が出てくるのです。**

病気であってもどう過ごしたいかを日頃から考えておく

今、この本を手にしてくださっている方のなかには、大きな病気、重い病気でつらい思いをしている方もいらっしゃるでしょう。これまで健康だったのに、生涯付き合っていかなければならない病気になって、失望や戸惑いを感じている方もいらっしゃるかもしれません。たとえ、むずかしい病気になったとしても、治る・治らないに関係なく、ぜひ後悔が深まらないようにしていただきたいと思います。

後悔の度合いは、人としての自分の価値観、すなわち「自分はどう生きたいか」を軸にして考えていくかどうかで変わります。

まずは「私は、このように生きていきたいんです。ですから、それを叶えられるための最適な治療を受けたいのです」と、医師にはっきり言えるようにしておきましょう。そのためには、病気であってもどういうふうに過ごしたいか、ひいては「どういうふうに過ごすと、いい人生だったと思えるだろうか」ということを、日頃から考えておくことが重要です。

幸いなことに、今はまだ大きな症状は出ていないという方であればなおさらです。症状がつらくなるほど、考える気力も体力も失われていきます。ですから余裕があるうちに、しっかりと考えておきましょう。

病名を告げられても焦らない

動揺しているときの大きな決断はNG

重大な病気を告げられると、誰でも頭が真っ白になります。お医者さんから「すぐに手術しましょう」「このままでは大変なことになります」「病気が進行しているので治療法を変えましょう」などと言われたら、何も考えられなくなるのは当然です。でも決してあわてないでください。焦らないでください。焦ってもいいのですが、少し時間をおいて、まずは気持ちを落ち着けることを優先させてください。

重大な病気のときこそ、時間をかけて医師とコミュニケーションをとることが大切です。気持ちが動揺しているときに、医師から言われたことを吟味（ぎんみ）しないまま、その場で「はい」と返答してしまうことだけは避けてほしいと思います。

落ち着かないまま、大事な決断をしたり、「それでお願いします」と答えたりして治療を始めてしまうと、後戻りができなくなることもあります。体にメスを入れたり、抗がん剤治療をする順番や放射線治療、薬の治療の開始時期など、いったん治療を開始したりしてしまうと、体を元に戻すことはできません。場合によっては、大きな後悔につながるかもしれないのです。

告げられた病名ががんであっても、ほとんどのがんは1~2週間で致命的な状態に至るようなスピードでは進行しません。

さらに、がんは現在治る病気、あるいは治らなくてもコントロールできる病気になってきています。かつてのように治療法が少なかった時代は、不治の病といわれ、手術で腫瘍をとる以外にはあまり治療法がありませんでしたが、今は違います。いわれている生存率の目安を超えて長生きされる方や完治される患者さんも多くなってきています。

患者さんと医師が病態について理解し、納得して治療を始めたほうが、治療もうまくいきます。ですから治療を焦り過ぎないようにしましょう。病気のことしか考えられない状態なら、考える気持ちの余裕がもてるよう何かで気分転換して、自分にリラックスする時間を与えてあげましょう。

病気を自分だけで抱えず周りに働きかける

家族だけでなく友人も頼ってみよう

患者さんのなかには、「迷惑をかけたくない」と考えてしまい、何でもひとりでがんばろうとしてしまう方もいます。けれども心細さを抱えて、ひとりで医師の話を聞くのはつらいですし、内容もなかなか頭に入ってこないでしょう。

ですから、**できるだけ誰かに付き添ってもらうようにしましょう。** 病気のとき、病室に一緒に入って話を聞いてくれる誰かの存在がいると、それだけでも安心感がもてます。日本では配偶者や子どもなど家族の付き添いが多いようですが、アメリカでは、重い病気のときでも友人に付き添ってもらう人が少なくありません。個人主義が進んでいる一方で、助け合いの精神も深いので、家族に頼れないときは気軽に友人にお願いするケースも多いのです。

日本の場合、お見舞いのときにしか友人の姿を見かけませんが、仕事や家庭の事情で家族の付き添いがむずかしいときは、気楽に友人に付き添いを頼んでみてはどうでしょうか。

「迷惑になるのではないか？」と思うあまり、病気を自分だけで抱え込んでしまうほうがよくありません。それに「ひとりだと先生の話を聞き洩らしてしまうかもしれないから、病院に一緒に行ってくれない？」とお願いされたら、友人もきっと「信頼してくれているんだ」「困ったときはお互いさまだから」と、快く応じてくれると思います。

ただし付き添いの方の役割は、話を聞き洩らさない、話を正しく理解するためのバックアップ、お手伝いです。患者さんが説明しきれていない日常の様子などを、補足的に伝えてもらう分には構いませんが、医師からの患者さんへの質問に対し、ご本人に代わって答えたり、「それはおかしい」「納得できない」と口をはさんだりしてしまうと、治療にも支障が出てしまいます。

その点にだけは気をつけて、付き添ってもらえる方を探してみてください。

診察室への付き添いは、友人に頼んでもOK

付き添いの人の役割

- 話を聞き洩（も）らさないためのバックアップ
- 患者さんが説明しきれない日常のことを補足
- 一緒にいることで患者さんに安心感を与える

付き添いの人がやってはいけないこと

- 医師から患者さんへ尋ねた質問に答える
- 口をはさんで医師を批判すること

緩和ケアについて今から考えておく

まだ元気なときに「どうするか」を考えることが大切

糖尿病や腎臓病など、病気によっては、残念ながら完治がむずかしいものもあります。がんにしても、初期であれば完治の可能性は高くなりますが、病状が進行すると外科手術もできなくなり、抗がん剤も効かなくなるなど、完治が望めなくなっていく場合が出てきます。でも、そうなったとしてもあきらめず、希望をもち続けることは大切です。末期になって王道の治療法はない状況になっても、腫瘍を小さくする治療、緩和ケア、延命治療など、やれることは残されているからです。

最悪の事態になったときどうするか。これについては病気の初期の段階、理想は体がまだ元気なうちから、ぜひとも考えておきたいことです。

治すという意味での治療ができなくなったとき、症状を緩和しながら生活を続けたい、ホスピスを選択したい、いざとなったら延命治療をしてほしい・してほしくないなど、自分はどうしたいかを決めて、家族とも話し合い、医師に希望を伝えておく。

こうした話は医師の側からは聞きづらいものです。ですから、**患者さんがまだ元気なときに、自分の人生哲学と照らし合わせて「どうするか」「自分はどうしたいか」を考え、医師と話し合っておくのが理想なのです。**

治療技術に関しては日々進歩しています。この先も新しい医療、新しい治療法が出てくる可能性は十分にあります。不自由はあるかもしれないけれど、病状をコントロールしながら日常生活を維持して、人生の時間を少しでも長くしていくことは不可能ではありません。

その段階になったとき、患者さんの治療の支えとなるのは、納得して人生を終えられるように、最後まであきらめずに、冷静に、納得できる治療を医師と探していく姿勢です。「そんなこと自分にはできない」と思わないでください。病気の末期になったとき、自分はどのように最後まで生き抜きたいかをしっかり考えていれば、それが支えとなって自分らしく人生を生ききることができるようになります。

緩和ケアとは……

医療従事者が病気によって生じるあらゆる苦しみや問題に対応すること。病気を抱えている患者さんだけでなくご家族に対してのサポートも含まれます。

緩和ケアに対応する問題

痛みのケア

薬との付き合い方、腹水を抜くなどの処置

不安や気分の落ち込み

心理カウンセリングや不眠への対応

人間関係や経済的な不安

福祉の専門家であるソーシャルワーカーへの相談

医師・看護師・理学療法士・管理栄養士・臨床心理士（公認心理師）・薬剤師・ソーシャルワーカーが連携し、チームとなってサポートする体制が整っている病院は多くあります。

家族の意見に振り回されない

家族の思いより自分の意思を大事に

患者さんの家族は、「大切な人に1日でも長く生きてほしい」と思うものです。私も患者さんのご家族から、やれることはほとんどないとわかったあとでも、「もっと積極的に治療をしてほしい」「まだ治療をやめないでほしい」と言われることが往々にしてあります。

そうした家族の気持ちを優先して、家族を喜ばせるため、安心させるために、医師の言うとおりの治療を受け入れる――このような患者さんもいます。

けれども治療を行うのは、ご本人の体です。家族を喜ばせたり、安心させたりするために治療をするという考え方は、もたないようにしていただきたいのです。

たとえば乳がんがわかったとき、医師によっては「念のため」という理由で全部摘出することを勧めてくるかもしれません。でも女性にとって乳房を失うことは、アイデンティティを失うことでもあるのです。

その喪失感、術後の乳房がどうなるかを考えたときの絶望感は、男性にはわからないでしょう。だから「とにかくお医者さんの言うとおりにしたほうがいい。そのほうが自分も安心だから」と言われるかもしれません。その言葉に従って全摘を選んでしまったらどうでしょうか？　自分は納得できるでしょうか？

よくよく考え、医師とも話し合った結果、自分もそうしたほうがいいと結論を出し、家族とも意見が一致したというのであればよいのですが、家族の気持ち優先、家族への配慮などから決めた治療は、後悔することもあるでしょう。

家族の思いも大切ですが、自分の体のことは自分でしっかり考えて、どうするかを決めていくのが鉄則です。

家族はよかれと思って、いろいろな意見を述べてくれるでしょう。でも「こうしたほうがいい」「こうしてほしい」といった家族の意見に振り回されることなく、「決めるのは自分」という気持ちをもって、納得のいく方法を見つけるようにしましょう。

まず本人の意思があって、家族の意思がある。この順番を忘れないでください。

はやりすたりの情報に惑わされない

8割がたはトンデモナイ情報

「こうすれば健康が保てる」「これを食べれば（飲めば）健康が回復できる」など、メディアには、じつにさまざまな健康情報があふれています。そのほとんどすべてが、魅力的な表現で「さも効きそう」に演出されており、エビデンスデータなどもっけて信憑性（しんぴょうせい）を高めています。

見たり聞いたりすれば、多くの方がその気になってしまうでしょう。しかし一見まともそうに思える情報であっても、そこには真実とフェイク（にせもの）が混じっていることを忘れてはいけません。患者さんが私のところに「効くなら試してみたい」と言ってもってこられる情報も、8割がたはトンデモナイ情報です。

なかでも、「食べれば健康が回復できる食材」とされる情報には、たとえエビデン

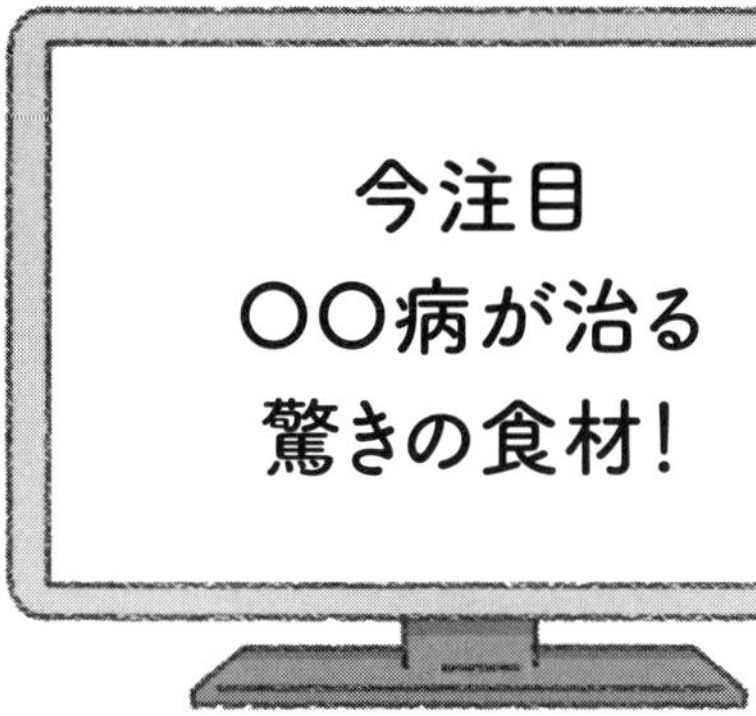
今注目
○○病が治る
驚きの食材！

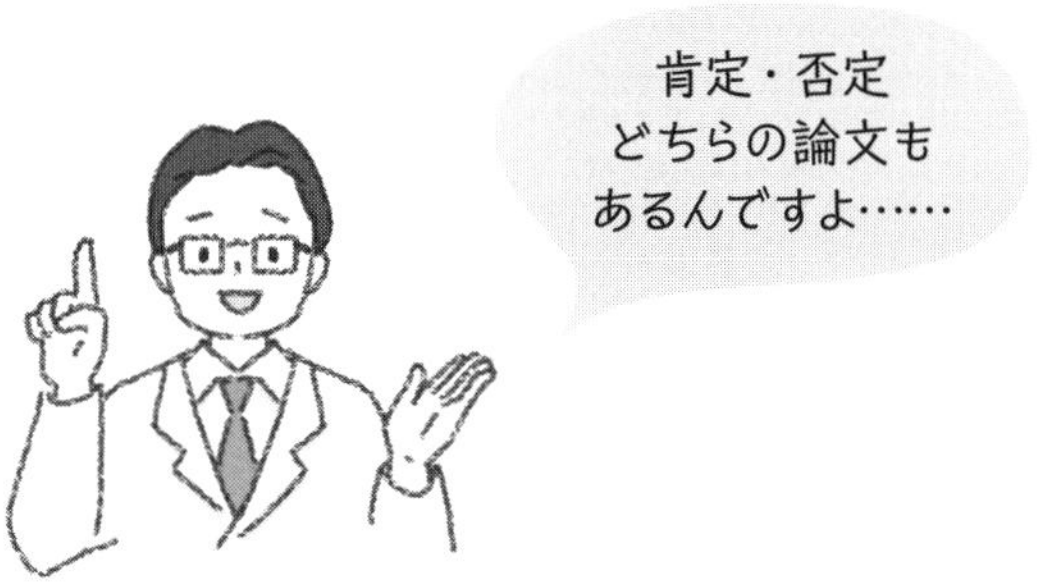
肯定・否定
どちらの論文も
あるんですよ……

「病気の進行をはやめる食材」も
「病気に効く食材」も……

食と病気との因果関係は
ほとんど証明されていません

ステータがついていても惑わされないほうがよいでしょう。というのもエビデンスの根拠となっている論文は、探せば肯定・否定どちらの論文も見つかるからです。

私のように、医師で医療や製薬に関する論文を日々精査している人間なら、「○○を売れ」と言われたら簡単に売ることができます。たとえばブロッコリーを売れと言われたら、ブロッコリーの効果に関する肯定的な論文だけを集めて、それを根拠に「○○にブロッコリーが効きます」と言えばいいだけだからです。同様に否定的な論文だけを集め、「ブロッコリーは食べてはいけない」も簡単に言うことができます。

そもそも、食と病気の因果関係はほとんど証明されていません。**食材にはいろいろな成分が含まれていて、その成分ひとつひとつが個体差の著しいヒトの体にどう影響するのかを調べることは、ほぼ不可能に近いからです。**科学的に証明することはできない以上、「病気の進行をはやめる食材」も「病気に効く食材」も存在しないのです。

もちろん、ある食材だけを偏って摂取すれば健康を損ねることはあります。ですから情報としてはつまらないかもしれませんが、言えるのは「栄養バランスよく食べましょう」しかありません。その点を念頭において、はやりすたりの情報に振り回されることなく、メディア情報と付き合っていただきたいと思います。

説明上手な患者を目指そう

説明できる患者さんほど医師からの情報も増える

自分にとって最適な治療を受けるには、自分の症状などについて、医師にわかりやすく、きちんと説明できることも大事です。

患者さんからもらえる情報が多いほど、医師の側も多くの情報を伝えることができるからです。

病気になると、どうしても「治るのか、治らないのか」「どうなったら治ったことになるのか」など、治る・治らないだけに関心が向きがちになりますが、そもそも、そのことを知るためにも、患者さん自身が今どのような症状に苦しんでいて、いつから痛みがどのようにあって、どんなときにひどくなるのかといった情報を医師に伝える必要があります。

また過去の病歴や投薬歴に関しても、きちんと説明できるようにしておきましょう。そのためには自分のカルテをつくっておくとよいと思います。詳細はPART3で紹介していますので参考にしてみてください。

それから**過去の病気についても、現在、告げられている病気に関しても、自分でしっかり勉強し、知識をもっておくことが何よりも重要です。**

今の医療は、「医師が患者の面倒をみる」時代から、「患者さんが医師を試して育てる」時代に入ってきています。すなわち「患者主体の医療」に変わってきているのです。そこでは患者さん自身が、病気についての知識と情報をもっていることが大前提となります。

これまでのように「病気のことについては医師にお任せ」という考え方でいると、お医者さんと納得いくまで十分に話し合い、自分にとってベストな治療法や治療方針を決めていくことはできません。

医師顔負けの知識をもつまではいかなくても、家族や友人にわかりやすく説明できるぐらいまでは病気について学んでください。説明してみて他の人が理解できたら、皆さん自身がちゃんと病気を理解できている証拠です。

「たとえ病気になっても大丈夫」と思える自分に

患者力が高まれば病気への不安も減る

誰もが、病気と無縁で生きていくことはできません。これまで風邪ひとつひいたことがない健康自慢の方であっても、年齢を重ねていくなかで、体の機能の衰えと併せて何かしらの不調や病気が出てきます。

健康的な生活を送ることができている人にこそ言いたいのですが、遅かれ早かれ病院のお世話になる日が来ると考えて、「大きな病気になったとき、患者としてどう対処するか」に備えておきましょう。

もちろん、今何かしらの病気をもっている方も同じです。「これまで患者として病気とどう向き合うかを考えてこなかった」と感じていたら、今からでも遅くありません。意識の高い患者さんに変わっていきましょう。

私も、自分ががんになって改めて思いましたが、病気の主権者は患者自身です。自分の体をいちばんに考えられるのは、本人しかいないのです。

日本の医師は、アメリカでは考えられないぐらい、さまざまな業務をひとりでこなしています。それだけに「3分診療」といわれるほど、患者さんひとりに割ける診療時間も短いです。実際、患者さんひとりに割ける最大の診療時間は15分程度でしょう。

その**短い時間で、自分にとってのベストな治療を引き出すには、医師とコミュニケーションするスキルを高め、優先順位をつけられるように人生をどう生きるか、余生をどう過ごすかを描いておき、疑問は放置せずにきちんと尋ね、患者としての能力を磨いていくのが最も確実な方法なのです。**

能動的に、主体的に医療にかかわっていく賢い患者になったら、医師の当たりはずれにも一喜一憂しなくなります。*ドクターショッピングも減ります。どんなお医者さんにあたっても、自分のための医療を引き出すことができます。

そうなれば、病気への不安も減ります。たとえ病気になっても大丈夫と思うことができるようにもなります。ぜひ、その道を進んでいただきたいと思います。

*診断結果に納得がいかず、医療機関を次々と変えて初めから診察や検査を受けること。

治療を始める前に考えておくべきこと

何を優先するかをあらかじめ明確に

もし手術が必要であったり、長い治療期間が必要だったりする病気になったら、治療を始める前に、考えておいていただきたいことがあります。

自分が何を求め、何を優先して治療を行うのか、ということです。

治療の効果や生存できる確率に関して「より効果があるもの」を求めるのはもちろんですが、その他、治療を続けるにあたって何を優先したいか、何が自分にとって重要かについても明確にしておいたほうが、医師との二人三脚での治療がよりスムーズになります。

たとえば「副作用の強い治療は受けたくない」という人もいれば、「たとえ副作用があっても、積極的な治療で入院期間を短くしたい」という人もいます。優先することは人それぞれですから、自分の優先順位をあらかじめ明らかにし、把握しておくことが大切なのです。そのためにも治療がスタートする前に、次のような項目は最低でも考えておきましょう。

- **普段の生活の質はどう変わるか（食事、睡眠などの変化はあるか？）**
- **今と同じ生活を送れるか（体の機能、仕事、運動、家事や育児などへの支障）**
- **どれくらいの時間が割かれるのか（治療や検査、入院、通院にかかる時間）**
- **副作用はどのようなものか（体調面への影響、抜け毛やむくみなどの外見面）**
- **痛みはどのようなものか（術後の痛み、治療の痛み、日常生活での痛みなど）**

治療では多くの場合、「体調を優先するなら、効果が高くても副作用のある薬は使わない」「外見は変わっても、痛みだけはとってほしい」など、何かを得るためには何かを捨てなくてはなりません。そのときに、何を捨て、何を優先させたいのかを自分の意思・希望として、医師に伝えられることが、「自分のための治療」を受けるうえでの大切なポイントになります。

自分の心と体を見つめなおすシート ※コピーして活用してください。

◆ 医療従事者とどうかかわりたいか

記入例：不安や痛みについて相談できるカウンセリングを受けたい

◆ 今の医療で治療ができなくなったらどうしたいか

記入例：少しでも可能性があるなら先進医療を受けてみたい

◆ どういうふうに過ごすと、いい人生だったと思えるか

記入例：仕事や旅行など、活発に動き続けていたい

◆ 薬や治療とどう付き合いたいか

記入例：できるだけ短期の入院で、通院しながら治療したい

PART 3

今日から高めたい「情報を集める力」

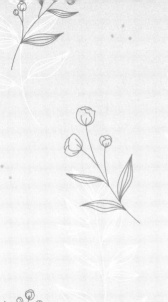

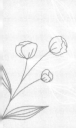

自分にとって必要な情報を集めるには？

高めておくべきは質問力と情報リテラシー

診療時間の短い日本の診療場面では、いかに有益な情報を医師から引き出すかが、よりよい医療につなげていく近道になります。

患者さんから何も質問が出ないと、医師は「理解したもの」として、話を先に進めてしまいます。なかには、本来患者さんが知っておくべきことを医師が説明できていなかったり、説明していなかったりするケースもあるでしょう。あるいは、短い時間で多くを説明しようとすることで早口になり、患者さんが医師の話に追いつけなくなるといったことも出てきます。

必要な情報を集めようと思ったら、この状況を受け入れてはいけません。**わからない単語、わからない内容、ちょっとでも疑問に思ったことは、臆（おく）せずに医師に質問し**

てください。それでなくても、日本の患者さんは医師への遠慮が強いのか、質問をしなさ過ぎる方が多いというのが私の印象です。

質問して確認する。こうした「質問力」をまずは鍛えていきましょう。

さらに質問力をレベルアップさせていくには、知識武装も不可欠です。

「先生が言っていた治療法はどんな内容なのか」「先生はこのように言っていたけれど、それは本当なのか」「診断された病名や疑いがあると言われた状態は、どんなものなのか」など、病気や治療や薬に関する基本的なことについて、ある程度の知識を深めておいてください。知識がなければ、鋭い質問もできないからです。

知識武装の手段としては、書籍やインターネット検索が王道です。ただし各種メディアの情報は、そのまま丸ごと信じると、かえって治療の妨げになることがあります。ですから怪しい情報に引っかからないための「*情報リテラシー」も高めておく必要があります。

信用のおける情報を精査して、知識と理解を深めておき、医師との会話では質問力を発揮して、自分のための情報を手に入れていくこと。それが賢い患者さんになるスタートラインです。

*適切な情報を収集し、その情報を自身の目的のために正しく利用するための能力。

テレビ・インターネット、さまざまな情報から的確に情報を精査するには

活用するならインターネットを

医療情報や健康情報の入手先には、テレビ、雑誌、書籍、インターネットなどがあります。

このなかで、まず情報としての信頼度が低いと言わざるを得ないのが、商業利用メインのテレビでしょう。視聴率を上げるために目新しさや誇張された情報が数多く流されているので、エンターテインメントとしておもしろく見る分には構いませんが、「効果のある医療情報」として信じないようにしてください。

○○大学名誉教授や××クリニック院長などの肩書をもった医師がコメントをしていると、つい信頼してしまいそうになりますが、多くは報酬を得たうえでのＰＲコメントの可能性があることを知っておいていただきたいと思います。

情報が簡単にとりやすく、なおかつ信頼性がある程度高い情報を入手できるメディアということでは、現代だとやはりインターネットが有力です。ただしYouTubeといった動画コンテンツは注意が必要です。アクセス数を増やすため、奇抜さや目新しさだけが誇張された怪しい医療情報・健康情報が量産されているからです。

インターネットで情報を得るのであれば、まずは信頼できる機関の情報であることを大事にしてください。第一は公的な機関が発信している情報です。一般的な医療・健康情報であれば厚生労働省、がんなら国立がん研究センターのサイトです。この他治療と研究を行っている大学病院の情報なども参考にできます。

また検索の仕方にもコツがあります。使う検索エンジンはGoogleが使いやすいでしょう。病名で調べるなら、病気の一般名ではなく正式名を打ち込んで検索します。正式名を打ち込むことで、玉石混交の「石」のほうの情報が減らせるからです。

さらにGoogleの「ニュース」セクションを選んで、同じように検索してみてください。より精度の高い最新医療情報を発見できる可能性があります。

一方、薬に関しては商品名ではなく、薬の主成分名である一般名で検索するようにしてください。

怪しい情報を見分けるコツ

このキーワードが入っていたら要注意

インターネットを活用して、自分から医療情報を調べることは、納得のいく治療にたどり着くためにも必要です。ですから、どんどん調べてほしいのですが、検索結果には誤った情報、怪しい情報も数多く含まれています。

そこで、私の専門である「がん」を例に、怪しい情報を見分けるポイントをまとめてみました。これは私が実際に、日本のGoogleで検索してみた結果からまとめたものです。

まず検索結果の表示に「がんワクチン」「先進医療」「メリット」「株式会社」「クリニック」といった単語が含まれているものは要注意です。「がんワクチン」については効果が証明されたものがほとんどありません。また、「先進医療」「メリット」「株式会社」「クリニック」は、効果が証明されていないものを、高額な自由診療や高額で提供している可能性が高いと考えられます。

「クリニック」に関しては誠実なところもあると思いますが、表示結果やサイト内に「先進医療」「メリット」などがあれば、利潤追求で、高額な自由診療によるインセンティブを得ようとしていると考えたほうが賢明です。**サイト内に保険のきかない治療費が掲載されている場合、効果や安全性が証明されていない治療が掲載されている可能性が高く、なおさら注意が必要です。**

ここでは「がん」を例にしましたが、それ以外の病気に関しても、この法則は適用できると思います。原則として、信頼度が比較的高い公的な医療機関などは、効果や安全性が証明されていない医療情報をそもそも発信しません。ですから、まずは公的な機関が発信する「落ち着いた情報」に目を通すのが安全です。

そのうえで、検索した情報のなかから比較的大丈夫そうなサイトをのぞいて、公的機関の情報と照らし合わせて読んでみてください。それを繰り返していくなかで情報リテラシーも少しずつ上がっていくと思います。

学術系のサイト「Googleスカラー」「パブメド」

知識をより深めたいときに使ってみる

もっと知識武装をしたいというときは、学術系の検索サイトを利用することもできます。**医師である私たちが最新医療情報をキャッチするために利用しているのが『Google Scholar（スカラー）』や『PubMed（パブメド）』です。**

『Google Scholar』は、通常のGoogle検索と同じ使い方で、キーワードを打ち込めば、キーワードに関連した世界中の学術的文献（論文、書籍、要約など）を読むことができます。『PubMed』は、アメリカ国立医学図書館が提供する医学関連分野の文献データベースです。世界の主要な医学雑誌に掲載された学術論文を調べられますが、英語の文献になるので、全体内容をつかむだけなら「DeepL」や「Google翻訳」などの無料翻訳ツールと併せて使っていただくとよいでしょう。

◆ Google Scholar

https://scholar.google.co.jp/

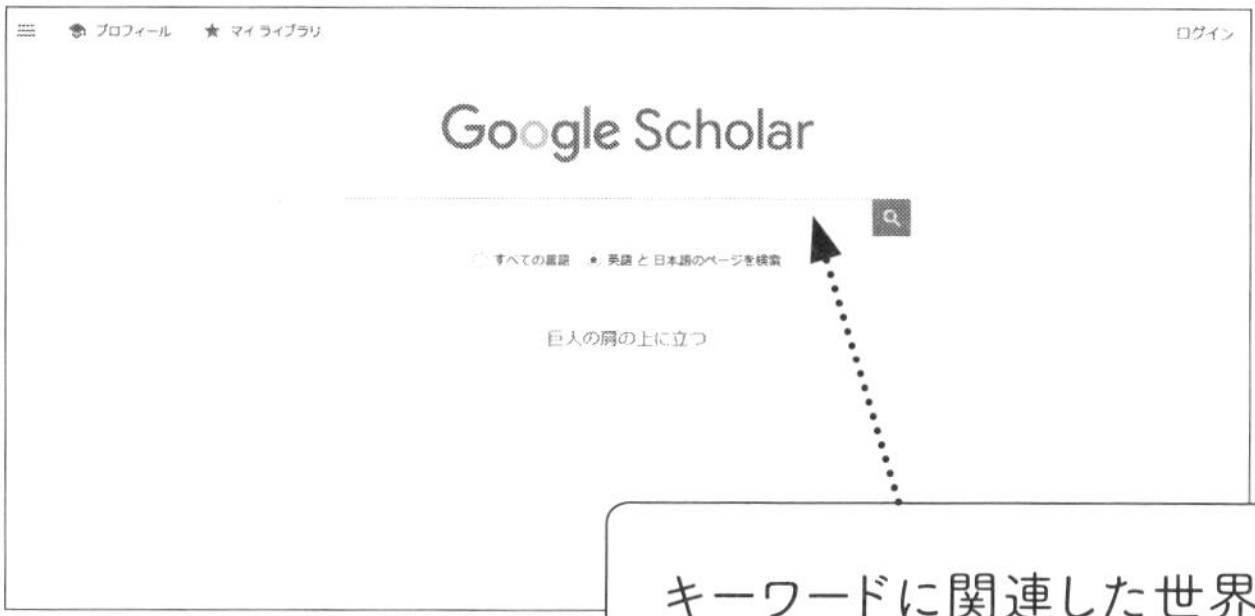

キーワードに関連した世界中の
学術文献を読むことができる

◆ PubMed

https://pubmed.ncbi.nlm.nih.gov/

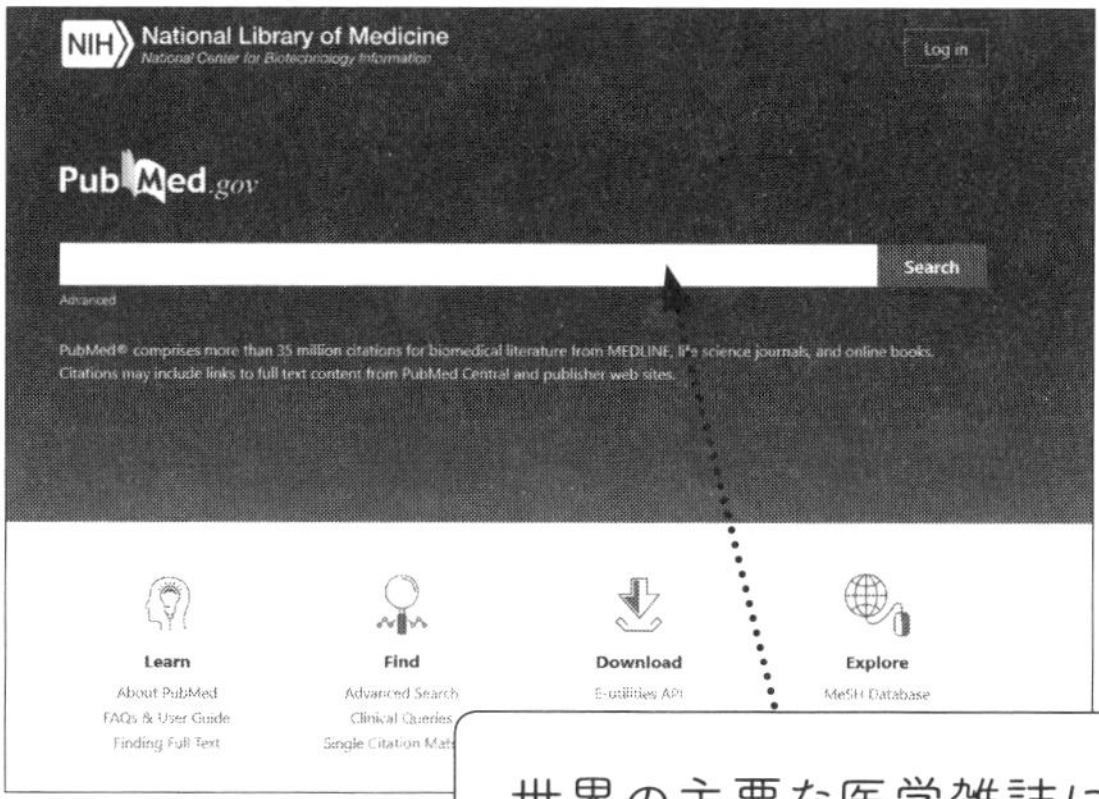

世界の主要な医学雑誌に掲載された
学術論文が調べられる。英文なので
無料翻訳ツールを活用する

書籍なら5冊ほど読む

本は一般論が多いことも忘れずに

書籍もインターネットと並ぶ有効な情報源となりますが、これについても現在は玉石混交の状況となっています。

出版社も本が売れないと困りますので、極論を言ったほうが売れやすいのかもしれません。目新しさがない定説の医療情報では売れないこともあって、定説ではない「異端の医療情報」を、「最新医療」のようにして売り出しているものが含まれているのです。

また書いてあることは間違いではないけれど、目を通してみて「内容を単純化し過ぎて、これでは患者さんが誤解するのではないか?」「間違いとまでは言えないが、根拠が薄いのではないか」と感じるものも多々あります。

したがって特定の本の見解だけに固執してしまわないようにしてください。医学博士が書いている本であっても、内容がすべて正しいとは限りません。

本から情報を得るのであれば、見解が異なる内容のものを、少なくとも5冊は読んで、比較検討してみるのがよいと思います。

さらに、書籍に書かれてあることは、あくまで原則論や一般論です。万人が読むことを考えれば、そうなることも致し方ないことですが、個々に合わせた情報提供ではないことも頭に入れておきましょう。

それを理解したうえで、本の情報をもとに医師に質問してみていただきたいと思います。書籍を見せてお医者さんの意見を聞く、「こういう情報が載っていたのですが、私にはどうなんでしょう?」と聞いてみる。そうしたキャッチボールは大いにしてみてください。医師の立場として困るのは、書籍の内容を信じるあまり「本にはこう書いてある。先生の言うことは間違っている」と、頑(かたく)なな態度を崩さないことです。情報を共有する、得た情報の有効性や有用性を確認するといった姿勢で、書籍の情報を使っていただくとよいでしょう。

書籍から情報を得るなら5冊読む

↓

得た情報について、医師と共有し質問

OK

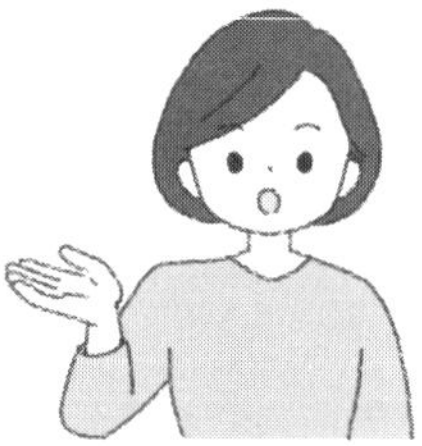
こういう情報が
載っていたのですが、
私にはどうなんでしょう？

NG

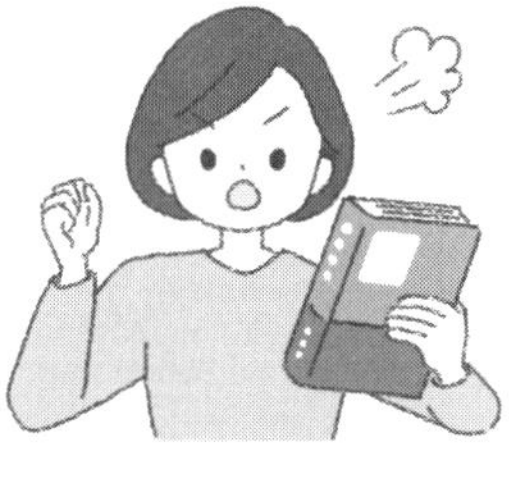
この本にはこう書いてある！
先生の言うことは
間違っている!!

病気の一般名と医学的な正式名を確認する

正式名がわかることのふたつのメリット

診断の場では、患者さんがわかりやすいようにと考えて、病名を一般名で伝えられることがあります。けれども病気になったときは、一般名だけでなく医学的「正式名」も併せて確認しておきましょう。

たとえば一般名で「心臓発作」といわれる症状も、正式名称は虚血性心疾患です。冠動脈の血液の流れが悪くなって起こる「狭心症」や「不整脈」による心停止、「心筋梗塞」によるものなどいろいろです。

「脳卒中」の正式名称は脳血管障害。なかでも、血管が詰まることで起こる虚血性のもの（脳梗塞）と、血管が破れる出血性のもの（脳出血・くも膜下出血）では、症状も治療も違います。ちなみに風邪も、正式には「感冒（かんぼう）」と言います。

病気や症状は
【一般名】と【正式名】を押さえる

一般名		正式名
心臓発作	…………	虚血性心疾患（きょけつせいしんしっかん） 狭心症・心筋梗塞など
脳卒中	…………	脳血管障害（のうけっかんしょうがい） 脳梗塞・脳出血・くも膜下出血
がん	…………	悪性腫瘍（あくせいしゅよう） 胃がんや肺がんのようながんと 白血病や骨肉腫
糖尿病の合併症	…………	糖尿病性網膜症（とうにょうびょうせいもうまくしょう） 糖尿病性腎症（とうにょうびょうせいじんしょう） 糖尿病性神経障害（とうにょうびょうせいしんけいしょうがい）
こむら返り	…………	有痛性筋痙攣（ゆうつうせいきんけいれん）

なぜ医学的な正式名を知っておくとよいのかというと、ひとつは、前述したように**インターネットで検索する際の情報の質が上がる**からです。

一般名で打ち込むと、怪しいものから正しいものまで膨大な情報が引っかかってきますが、正式名にすると情報が精査されます。正しい情報が拾いやすくなるのです。

ふたつめは、**セカンドオピニオンを受けようと考えた際、正式名がわかっていたほうが、オピニオンを受けるお医者さんとのコミュニケーションがスムーズになり、治療法の提案内容なども変わってくる**ためです。

正式名を知りたいときは、遠慮しないで、医師に「自分でも勉強したいので、病気の正式名を教えていただけますか」と伝えてみてください。どの医師も快く応じてくれるはずです。

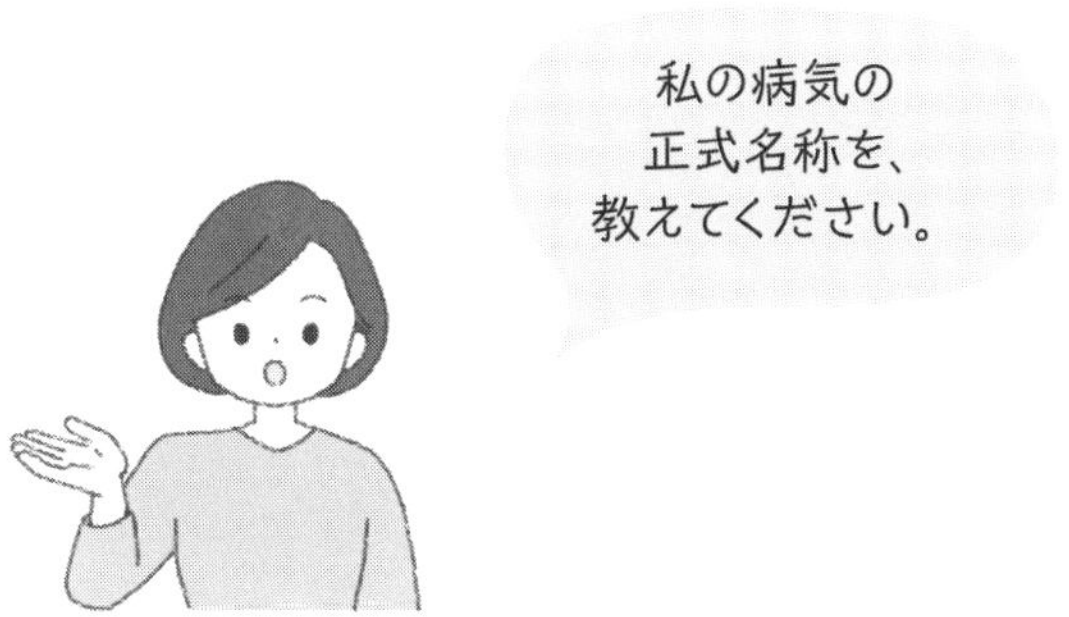

その病気は「何を根拠に」診断しているのかを聞く

根拠に基づく正確な病名・病状を把握する

恒常的に血圧が高い状態にあることで「高血圧」と診断され、血液中の糖の数値が高いことで「糖尿病」と診断されるように、病気の診断には、そう判断する根拠があります。判断の根拠が比較的明確な病気であれば、お医者さんの側も「検査の結果、○○が××なので、△△という病気でしょう」と伝えてくれるでしょう。

でもなかには、間違われやすい病気もあります。

たとえば「認知症です」と医師には言われたけれど、実際はうつ病だった、正常圧水頭症だった、慢性硬膜下血腫だったなど、別の病気が原因だったということもあります。

もし根拠を伝えずに病名だけ告げられた場合は、「先生がそう思われるのは、なぜ

でしょうか?」と必ず理由を尋ねましょう。

がんにしても、がんは誤診の多い、紛らわしい病気です。レントゲンやCT（コンピュータ断層撮影）で影があったり、しこりやコブがあったりしても、すぐに「がん」と言うことはできないのです。病理診断で、患者さんの体から採取した病変の組織や細胞を顕微鏡で確認するまでは、悪性腫瘍なのか良性のものなのかは判断できないからです。しかも病理診断の結果は、クロ（悪性）、シロ（良性）だけでなく、シロっぽいグレー、クロっぽいグレーなども含まれます。

したがって「がんでしょう」と言われたときは、そのまま受け取る前に「病理診断で、がんとわかったのでしょうか?」と、まずは確認することが重要です。さらに「確実にがんなのか、疑いの段階なのか」「今はどういう状態で、そのように考えられるのか」も確認しておきましょう。

がんに限らず、心臓病でも脳卒中でも肺炎でも、風邪であっても、どの病気もそうですが、手術や薬の服用といった治療は、体に大きな負担をかけることになります。

ですから根拠があやふやなまま、不確かな状況で治療を始めてしまうことがないように、まずは根拠に基づく正確な病名・病状を把握しておくことが大切なのです。

他に考えられる病気はあるかを聞く

感じているもやもやをそのままにしない

診断した根拠を確認することは、お医者さんが言うことをしっかり理解するうえでも有効です。医師は何かしらの根拠をもって、「総合的に判断して〇〇と考えられる」と判断をしています。病名だけ伝えるということは、途中の判断をはしょって伝えているということです。ですから「病気についてしっかり理解したいので」と伝えて、そう判断した理由を尋ねる習慣をつけましょう。

大きな病気でなくても同様です。熱や咳が出て診てもらったとき、多くの場合「まあ、風邪ということでいいでしょう」と医師からは言われます。そう言われて、大抵の患者さんは、もやもやがあっても「そうなんだ」で終わらせてしまいます。

けれども賢い患者になるには、それで済ませてはいけないのです。医師の言うこと

判断した理由と
他に考えられる病気を聞きましょう

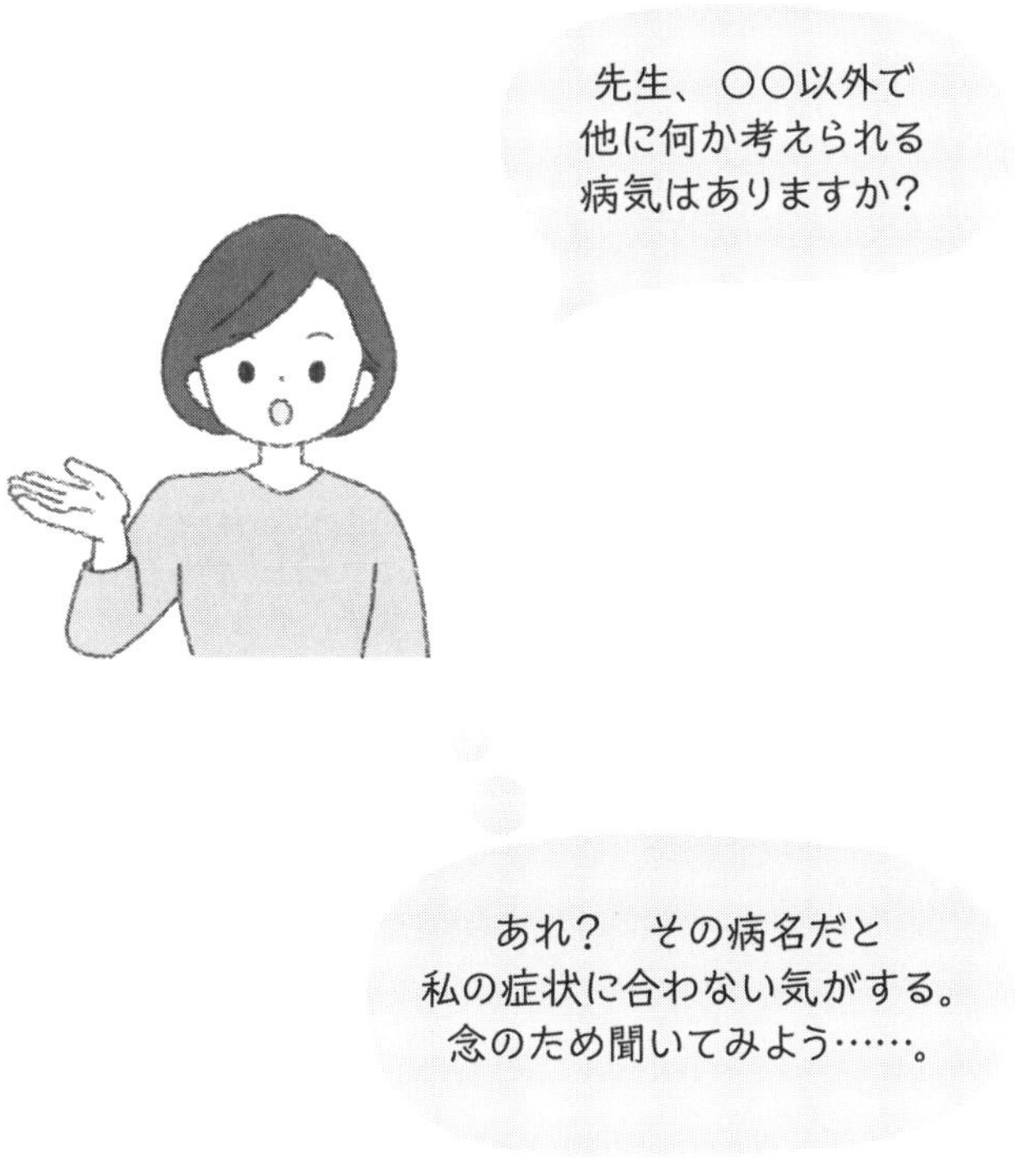
先生、○○以外で
他に何か考えられる
病気はありますか？
あれ？　その病名だと
私の症状に合わない気がする。
念のため聞いてみよう……。

を鵜呑みにしないという意識をもつためにも、このように聞き返してください。「先生、風邪以外で他に何か考えられる病気があるでしょうか？」。

「他に考えられる病気がありますか？」と問いかけられたら、「これこれ、こういう理由で風邪と思っているのですが、安静にして、睡眠と食事を十分にとっても熱が下がらなかったり、咳がひどく続いたりするようならすぐに来てください。別の病気の可能性もありますから」のように説明してくれると思います。

医師から、いろいろな情報を引き出すには、感じているもやもやをそのままにしないことが大事なポイントです。

「自分の感じている症状からすると、その病名は何だか腑に落ちない。他に考えられる病気はないのだろうか？」と感じたら、その疑問を医師にぶつけましょう。

「先生、他に何か考えられる病気があるでしょうか？」と尋ねることで、医師のほうも「場合によっては」と考えられる病気を情報提供してくれるでしょう。可能性がないときも、「それはないですね。なぜなら」と返してくれるようになります。こうしたやり取りが増えていくことで、病気への理解が深まっていくのです。

病気が起きている仕組みを確認して調べる

メカニズムがわかると病気への理解も深まる

生活習慣の乱れや遺伝的なものなど、病気を引き起こす原因とされているものはいろいろありますが、「なぜその人が、その病気になったのか」という真の原因については、どの医療者も明快に答えることはできません。

私も患者さんから、「なぜ、私はがんになったのでしょうか?」とよく聞かれるのですが、正直なところわからないのです。病気の発症には複雑な要素が絡まっていますす。生活習慣がめちゃくちゃなのに大きな病気にならないこともあれば、ものすごく健康には気を使っていたのに、がんになる場合もあります。

でも**原因はわからなくても、病気が起きている理由、すなわちメカニズムについては理解をしておきましょう。**そのためには医師にこのように尋ねてみてください。

「どのような理由で、このような疾患の症状が出ているのでしょうか？」。さらに、それを教えてもらったら、ぜひ自分でも調べてみてください。

たとえば肺がんであれば、「ＡＬＫという遺伝子の変異が腫瘍の悪性度を高めている」というメカニズムがあります。それがわかったら「肺がん　ＡＬＫ遺伝子」で検索して調べてみます。それによって病気に関する正しい情報を調べることができますし、メカニズムがわかることで、新しい情報についてもしっかり解釈することができるようになります。

また治療薬について「ＡＬＫ阻害剤というのがあったけれど、これが有効なのではないか？」と、新しい薬について調べることもできるようになります。

病気の種類によっては、メカニズムさえもよくわかっていないというものもあります。医師からそのように答えが返ってきたら、「この症状の理由や仕組みについては、今現在、どこまでわかっているのですか？」と、続けて尋ねてみてください。

併せて、「自分でも勉強してみたいのですが、わかりやすく書いてある本、インターネットサイトなどはありますか？」と聞いてみましょう。そのようにして情報をいろいろと収集していきましょう。

処方された薬の名前（商品名）と一般名（成分名）を書いてみる

服用薬をきちんと伝えられるようにしておく

皆さんは、今自分が服用している薬をすべて把握していらっしゃるでしょうか。薬の処方もお医者さん任せで、出された薬を何も考えずに服用している……というのでは困ります。病気についての知識と同様、薬に関してもインターネットなどできちんと情報を集めておきましょう。

「お薬手帳があるから、それを見せておけばいいだろう」と考えていらっしゃるかもしれません。もちろん、お薬手帳は重要な情報です。けれども実際の診療の場では、お薬手帳まで確認する医師はいません。多くは患者さんからの情報提供が頼りです。

皆さんも、医師から「今、何のお薬を飲んでいますか？」と聞かれることのほうが多いのではないでしょうか？　そうしたときに服用している薬をきちんと医師に伝えられるようにしておくことも、患者としての大事な仕事です。

そもそも医師は医療の専門家ではありますが、薬の専門家ではないのです。患者さんが服用薬を伝えなかったことで、場合によっては、飲み合わせてはいけない薬（併用禁忌薬）を出してしまうこともまったくないとは言いきれません。大抵は薬の専門家である薬剤師が、お薬手帳と処方箋とを確認して気づいてくれると思いますが、万一ということもあります。

少なくとも、**「何を飲んでいるか」を聞かれたとき、「何のための薬」を「いつから」飲んでいるか、また副作用はあるか（あったか）程度は即答できるようにしておきましょう。**

投薬歴を整理してみる

ただし、「何のための薬」「いつから」「副作用の有無」を即答できたとしても、まだ賢い患者とはいえません。自分が飲んでいる薬について、しっかりと把握できて、はじめて賢い患者といえるのです。

自分の薬についてきちんと知っておくには、いくつか押さえておきたいポイントがあります。まずは薬の「商品名」と「一般名」の両方がわかっていることです。

「商品名」とは、製薬企業がつけた名前です。一方の「一般名」は、薬の主成分名のことを言います。

たとえば解熱鎮痛剤の『タイレノール』と『カロナール』は、名前は違いますが主成分は同じ「アセトアミノフェン」です。つまり『タイレノール』『カロナール』は商品名、「アセトアミノフェン」が一般名ということになります。

商品名と一般名の両方を知っておく理由は、インターネットで検索して薬について調べる際、「一般名」で検索するほうが、より詳しく情報を得られるからです。

さらに1回の用量（使う量）、用法（1日のいつ飲むのか）、使用法（飲み薬・注射・点滴など）、その薬を服用する理由も、明確にしておきましょう。薬が錠剤の場合は、個数だけでなく、必ず用量（mg）も把握しておきます。

薬局の薬剤師は「薬剤情報提供書」を渡しながら薬の説明をしてくれますので、薬に関する基本的な情報はそこで確認できるはずです。わからないことがあるときは、薬剤師さんに聞いてみてください。

また抗がん剤療法を受けるときは、院内の薬剤師がお薬手帳にレジメン（療法名）

薬歴一覧の一例

	薬A	薬B	薬C
薬の商品名（正式名称）	タイレノール	オーグメンチン配合錠125SS	タキソール
薬の一般名	アセトアミノフェン	クラブラン酸カリウム、アモキシシリン水和物	パクリタキセル
用量	650mg	1回2錠	80mg/m^2
用法	必要時。4時間あけて	1日3回	1週間に1度
始めた日	20XX年5月1日～	20XX年12月10日～	20XX年5月1日～
終えた日	継続中	～20XX年12月24日	継続中
副作用	とくになし	吐き気（20XX年12月11日）	指のしびれやチクチクした痛み
薬を用いる理由（WHY?）	熱を下げるため	細菌の増殖を根絶、または抑制するため	再発を防ぐため

抗がん剤の用量は、体重あたりか体表面積あたりの使用量を書いておくと便利

シールを貼ってくれ、「抗がん剤治療情報提供書」を渡してくれるので、それで確認するとよいでしょう。

併せて、薬歴を一覧にまとめましょう。アメリカの患者さんは、自分の病歴と薬歴を2ページ程度にまとめて渡してくれる人が少なくありません。こうした資料を渡してもらえると医師は大変に助かります。

まず手始めに、次の項目を参考に、ご自分の薬歴を整理してみるところから始めましょう。

薬の商品名（正式名称）／薬の一般名／用量／用法／始めた日／終えた日／副作用／薬を用いる理由（WHY?）など

投薬歴を整理しましょう

①薬の「商品名」と「一般名」を確認

＝製薬企業がつけた名前　＝薬の主成分

・1回の用量（使う量）錠剤の場合は何mgか
・用法（1日のいつ飲むのか）
・使用法（飲み薬・注射・点滴など）
・その薬を服用する理由
・注意点

②薬歴を一覧にまとめる

・薬の商品名（正式名称）
・薬の一般名
・用量
・用法
・始めた日
・終えた日
・副作用
・薬を用いる理由（WHY？）

自分の病歴を記録する

自作の「マイカルテ」をつくっておく

薬歴の整理が終わったら、病歴の整理も進めましょう。病歴の記録は、治療の際に大いに役立ってくれます。

必要な情報を患者さんから得られないと、医師は、それまでの治療方針や薬の処方について推測するしかありません。また、それまでに受けた治療の効果といった重要情報についてもわからず、イチから診察をしなくてはなりません。これは、医師にはもちろん、患者さんにとってもロスになります。

医師が知りたいのは、現在治療中の病気が、過去の病気と関係しているのかどうかです。ですから現在の病気だけでなく、過去の病歴に関しても、ぜひ整理をしておいてください。

かかっている病院やクリニックにカルテはありますが、完璧な記録になっているかはわかりません。**途中で診てもらう医療機関が変わったり、担当医が代わったりするケースもあります。したがって患者さん自身が病歴を記録しておくことはとても重要なのです。**とはいえ20～30年前までさかのぼって、小さな病気やケガまで書こうとする必要はありません。大昔に大病をした経験があれば書き添えておくとよいですが、現在の治療に役立つ記録かどうかを検討し、取捨選択をしてまとめましょう。

お勧めしたいのは、病歴と薬歴を合わせて自作の「マイカルテ」をつくっておくことです。ノートにまとめておいてもよいですし、今は「がん手帳アプリ」などのスマートフォンアプリも出てきているので、そうしたものを利用するのもひとつの方法です。

納得のいく最善の治療を受けるためにも、短く、簡潔な内容で構いませんので、これまでの病気の履歴が見るだけで把握できるものを用意しておきましょう。次ページに自作の「マイカルテ」のサンプルを掲載しましたので参考にしてみてください。

メモ	日付（20××年　●月●日）
今回の目的 （病院、検査に行く理由）	・再建にむけての生理食塩水注入
	・傷口の経過観察
医師に尋ねたいこと	・今後の薬物治療について
	・対側に腫瘍ができる可能性について
	・傷口まわりの変色はいつ収まるのか
今日の疑問点・反省点	・薬物治療を行う場合の副作用について

◆ **既往歴（過去の病歴）**

病名	診断日	これまでの治療と経過	問題点
卵巣のう腫	20××年6月	経過観察	とくになし

◆ **生活面**

アレルギー	20代から花粉症、抗ヒスタミン剤服用
喫煙歴	20代のとき喫煙歴あり
飲酒	週にビール4缶程度

◆ **家族の病歴**

父（88歳）	胃がん
母（80歳）	脊柱管狭窄症・自律神経失調症
弟（55歳）	うつ病

マイカルテの一例（乳がんの場合）

氏名	●●●●
生年月日（年齢）	19××年5月1日生まれ
病名	乳がん
組織型（がんの種類）	非浸潤性乳管がん
TNM分類	T：●、N：●、M：●
病期	ステージ0
ホルモンレセプター	×××××××××
がん遺伝子	×××××××××
がんの特徴	×××××××××

＊T：がんの大きさや性質
　N：リンパ節への転移の度合い
　M：他の臓器への転移の有無

日付	**経過**
20××年　10月19日	乳がん検診（マンモグラフィー・超音波）
10月25日	MRI・細胞診
11月8日	診断：非浸潤がん
11月15日	CT・心電図・レントゲン
11月22日	最終結果　（右乳房に複数の悪性腫瘍）
12月5日	遺伝子カウンセリング・形成外科医
12月20日	OP（右乳房全摘とティッシュエキスパンダー・センチネル）
20××年　1月7日	診察・生理食塩水注入

待合室で病気友達をつくる

待合室を互いの話や情報交換ができる場に

病気になったときに大事なのは、治療だけではありません。いかに良好な精神状態を保つかも、とても大切なことです。体を治すこと、心の状態をよくしておくことは、いわば車の両輪のようなものです。精神状態がよくないと、治療の効果に影響する場合もあります。

それでなくても重い病気になると、気持ちが落ち込み、孤独を感じやすくなりますし、自分を孤独へと追い込みやすくもなります。

私も自分が病気になったとき、被害妄想にとらわれて孤独を感じました。がんになったあと、仕事で日本に一時帰国した際も、私への気遣いと配慮から誰もがんについて触れてくれず、それがかえって孤独感につながりました。

「私はもう終わったと思われているのではないか」「誰からも必要とされていないのではないか」と被害妄想を抱くようになり、カラ元気を出すために「私はまだ生きてますよ」とユーモア混じりのメールを友人・知人たちに出したりしたものです。

ともすれば落ち込みがちになる気分を、どのように上向かせていくか。大きな病気や重い病気になったときは、この点についても意識しておくことが大切です。

その手助けのひとつとしてお勧めしたいのは、病院の待合室で「病気友達」をつくることです。

同じ担当医にかかっている患者さんは、同じ病気である可能性が高いでしょう。担当医の診察日も決まっているので、待合室にいる顔ぶれも同じような人たちだと思います。ですから「結構、混んでいるので待ちますね」「○○先生の診察を待ってらっしゃるのですか？」などと、気楽に声をかけてみてはいかがでしょうか。

私が勤めているアメリカの病院では、待合室で仲良くなった患者さんが大勢います。そして旅先で知り合った人と、自分の旅の話や旅に有益な情報を教え合ったりするように、仲良くなった人と互いの病気ストーリーを話したり、知っている情報を交換し合ったりしています。

そこで交換される情報は、正確なものであったり、必ずしも正確ではなかったりと、いろいろでしょう。でも病気友達をつくる最たる目的は、共感したり、共感されたりするなかで、健康な人にはわからないつらさを分かち合うことですから、基本的には気楽な情報共有でいいのです。**教えてもらった情報で不明なことや不安に感じることがあったら、自分で判断する前に主治医に尋ねたり、相談したりすることも忘れないようにしましょう。**

待合室では声をかけづらかったら、同じ病気の患者さんが集まる患者会を探して参加するのもよいと思います。昨今、患者同士の助け合いを目的にした患者会の活動が活発になってきています。インターネットで探せばきっと見つかるでしょう。

がんの場合、私が設立した『チームオンコロジー』というサイトものぞいてみてください（https://www.teamoncology.com/）。医療従事者と患者さんのためのプログラムを提供していて、患者さん同士が情報交換できる掲示板もあります。

疑心暗鬼になったり、心を閉ざしたりしてしまうことがないよう、どんな機会にも心をオープンにしてみる。気楽に接してみる、参加してみる。もしそれで自分に合わなかったり、負担を感じたりしたらやめればよいのです。

PART 4

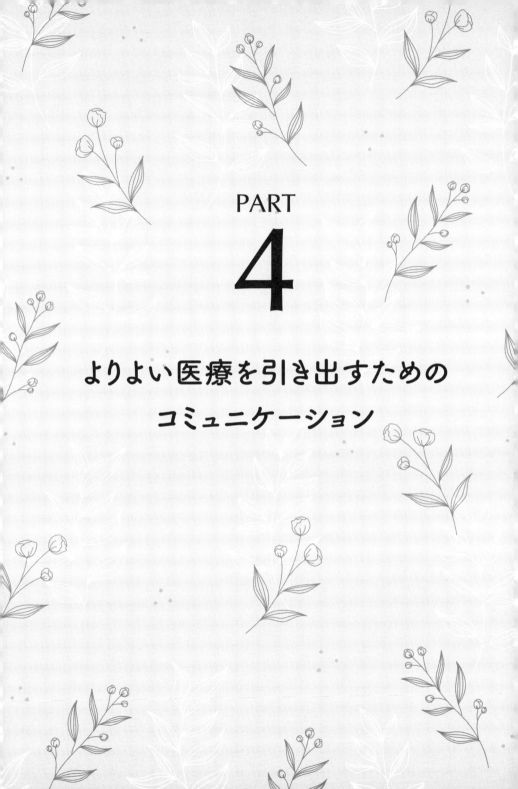

よりよい医療を引き出すための
コミュニケーション

不平不満を言い募る患者はよい医療を引き出せない

不満ばかりだと信頼関係を築きにくくなる

患者さんにはいろいろな方がいます。なかには自分が病気になったことを受け止められなかったり、病気や治療のつらさのあまりパニックになりがちだったりして、ご自分をコントロールできなくなってしまう方もいます。

患者さんが抱えるつらさや痛みは私もよくわかりますし、その気持ちをどこかにぶつけたくなるのも理解できます。しかし**不平不満やクレームばかり口にしても、治療するうえでは何もよいことはありません。**不平不満が多くなると、精神衛生上もよくないでしょう。

もちろん、どんな患者さんでも、「痛くてたまらないんです」「私は本当に大丈夫なのでしょうか」と、グチや不安をもらすことはあります。人間であれば、我慢できないことも、弱気になることもありますし、病状が改善されていないシグナルでもあるので、それはそれで大事な情報にもなります。

しかし「どうして一向に治らないのか」「とにかく調子が悪いから何とかしてくれ」「この治療は効かないから違う方法にしてくれ」など、一方的に言い募り、いくら説明しても聞く耳をもってくれない患者さんの場合は、医療者や医療スタッフとの信頼関係を築くこと自体がむずかしくなります。

聞く耳をもってくれない患者さんには、「言っていることが違う」「そんな話は聞いていない」と文句を言ったり、はなから「医師はウソばかりつく」「どの医師も信用できない」と医師や医療に疑いをもつ方も少なくありません。

でもこうした態度一点張りだと、医師や医療スタッフの士気も下がりますし、何よりも患者さんにとってベストで最適な治療を受けることはできなくなるでしょう。

ときにグチをこぼしたり、不安を口にしたりするのは当たり前です。まったく構いませんし、医療機関は、どのような患者さんであっても見捨てません。けれどもクレームばかり、不平不満ばかりの患者さんは、最低限の治療を引き出すことしかできなくなるという意味で、最終的には損をしてしまうのです。

常に「WHY（なぜ？）」を忘れない

「なぜ？」と問う姿勢をもち続けることを習慣に

不平不満の多い患者さんだけでなく、医師の「何か気になることや質問はありますか？」の問いかけに、毎回毎回、判で押したように「とくにありません」と返ってくる患者さんも心配です。説明したことを本当に理解してくれているだろうかと思ってしまうからです。

医師のなかには、腕はいいけれど説明がうまくない医師もいます。無愛想な印象だけれど、心から患者さんのことを考えてくれている医師もいます。納得できなかったり、疑問に感じたことを質問せず、「このお医者さんは何も言ってくれない」と不満を抱いたりしてしまったら、そうした医師を見逃してしまう可能性もあります。

医師の力を引き出すには、患者さんからも積極的に質問をする必要があります。受け身でいることをやめて、常に「ＷＨＹ（なぜ？）」と疑問をもつことを忘れないでいてください。


「なぜこの病名なのか？　なぜこのように診断したのか？」

「なぜその治療なのか？　その治療がいいと考えられる理由は何か？」

「他の選択肢はないのか？」

「なぜこの薬を出したのか？」

「なぜこの薬が効かなかったのか？　他の薬は考えられないか？」


このように、いつも「なぜ？」と問う姿勢をもち続けて、「何となく引っかかることは、必ず質問する、医師に伝える」ことを習慣にしましょう。

質問することとは、クレームをつけること、医師を疑って批判することとはまったく違います。自分自身がしっかり理解するために行うものです。ですから、医師に遠慮することはありません。医師も、患者さんからの質問で気分を害したりはしません。むしろ「自分の病気にしっかり向き合っている患者さん」と捉えて、よりよい医療を提供していこうと考えてくれるようになるはずです。

診察室にはメモとペンを必ず持参する

大事な要点はメモして聞き洩らさない

診察室で医師の話を聞いているとき、皆さんはしっかりメモをとっているでしょうか？

「そんな説明はしてもらわなかった」という場合も、医師の側はきちんと説明していたりするものです。実際は患者さんのほうで説明についていけなかった、聞き逃していた、内容が理解できないまま話が進んでしまった、その結果「聞いていない」となることが案外多いのです。

わからない単語や説明が出てきたら、その場で医師に聞く。聞けなかったものは、もち帰って自分で調べてみたり、次回の診療のときに質問したりする。医師の説明をきちんと理解して把握するためにも、要点や不明点をメモしておくことは必須です。

MEMO

◆ 主治医からの説明

◆ キーワード

◆ 要点

◆ 不明点

ですから診察室に入るときは、必ずメモ帳とペンを用意しましょう。ご本人でなく、付き添いの人が持参しても構いません。私の診察室でも、メモを持参している方が大半です。付き添ってきた方がメモをとっている姿もよく目にします。

医師の話を、ただ「はい、はい」「はあ、そうなんですか」と、うなずいて聞いているだけでは賢い患者さんになれません。

その場では理解できていると思っていても、実際にはよくわかっていなかったり、大事な点を忘れてしまったりすることはよくあります。とくに日本の診療時間は短いですから、患者さんのほうも大事な要点を聞き洩らさない工夫が必要です。そのためには、メモをして質問するということを習慣づけることが不可欠なのです。

お医者さんとのコミュニケーションは、どれだけ情報が引き出せるかが問われる「真剣勝負」と考えましょう。

病気の説明に留まらず、「この病気をもっと理解したいのですが、いい本はありますか？」「インターネットで調べるには、どんなキーワードで検索するとよいですか？」など、有用な情報を得るための質問もして、どんどんメモしましょう。そうした患者さんには、医師も真剣に向き合ってくれます。

診察室の会話を録音するのもいい

録音をする際は事前に医師に確認してから

なかには「慣れていないので、話を聞きながらメモするのはむずかしい」「メモをしているとそちらに気をとられて、かえって先生の話が頭に入ってこない」という方もいらっしゃるかもしれません。

そういう場合は録音という方法もあります。

私の患者さんでも、診察室に入るなり録音を開始する人がたくさんいます。録音どころか「動画を撮ってもいいですか?」と録画する方までいます。もちろんNOは言いません。情報はすべて患者さんのものですので、「録画というのは珍しいよね」と笑って応えながら、録画してもらっています。

録画する必要まではないと思いますが、診察室でのやり取りを録音しておくと、その場での話に集中できる他、自宅に戻って改めて聞き直すこともできます。**診察の場で理解できなかったことを聞き直して理解を深めたり、調べ直したりすることもできますし、聞き漏らしていたことを確認したりするのにも有効です。**要は勉強するときと同じで、何度でも復習ができるという点で録音は便利なのです。

小型のＩＣレコーダーを用意するのもよいですが、今はスマートフォンが普及しているので、「ボイスメモ」や「録音アプリ」といった機能を活用すれば、手軽に音声を残しておくことができます。

ただし録音をする際は、事前に必ず医師に確認してから行うようにしてください。断りなく録音を始めたり、こっそり録音したりするのはマナー違反です。

録音が当たり前となっている私のアメリカの患者さんたちも、必ず「会話を録音したいのですが」と事前にひと言添えて、私からの「もちろん！」という返答を待ってくれます。

日本の場合、「メモはむしろとってもらったほうがよい」と考えている医師は多い一方、録音に関してはあまり慣れていなかったり、病院の方針として録音を許可していなかったりする場合もあります。ですから事前の確認は不可欠です。

また、録音して音声で残しておきたいときは、何のためにしたいのかもつけ加えるとよいでしょう。「先生の説明をちゃんと理解したいので」「大事な点を忘れないようにしたいので」「あとで勉強して内容を理解したいので」と理由を添えて、「そのために録音してもいいでしょうか？」と伝えると、スムーズに了承してくれるでしょう。

音声で記録を残すようにすると、患者さんの復習に役立つだけでなく、医師のほうも、あとで聞き直されたときに恥ずかしくないように、また理解が進みやすいようにと考え、気をつけながら応対してくれるはずです。より一層丁寧な医療を受けることができるという面でも、患者さんにとってのメリットは大きいのです。

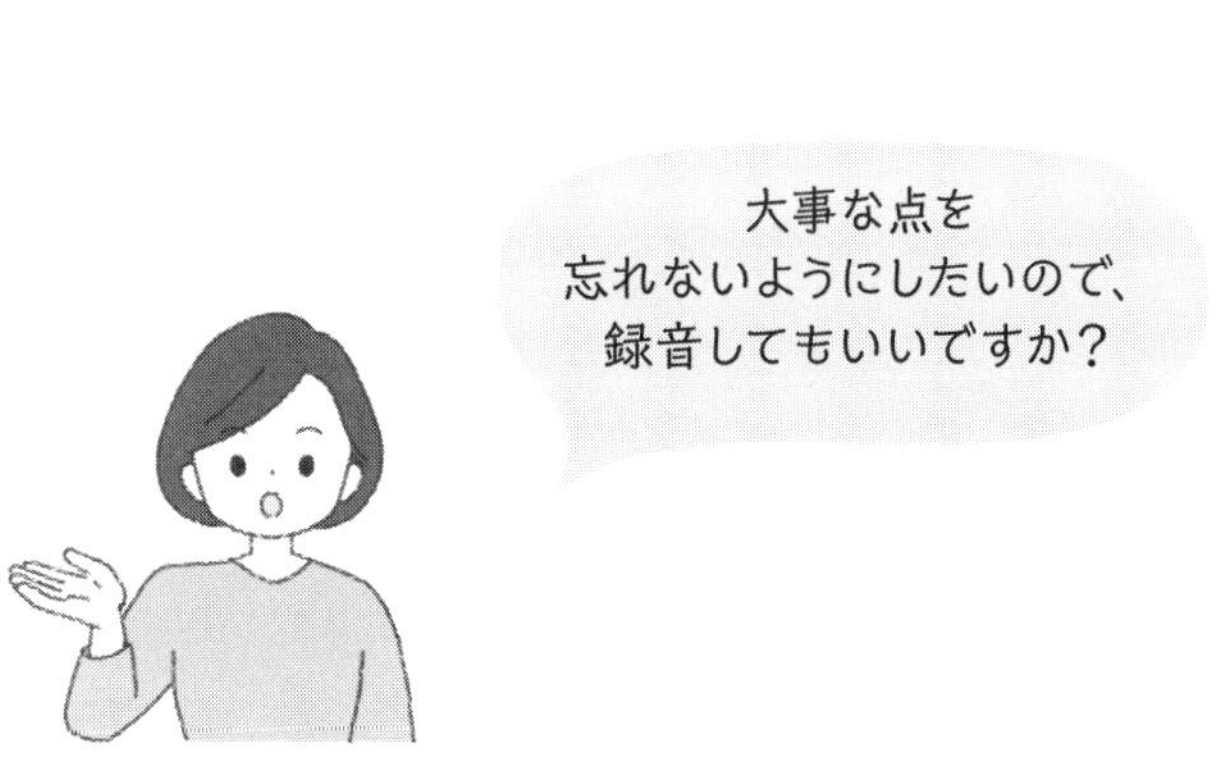
大事な点を
忘れないようにしたいので、
録音してもいいですか？

医師に尋ねるときは質問リストを作成しておく

聞いたことを整理して箇条書きで簡潔に質問を書く

調べてみてもわからなかったこと、メモや録音を確認してみて新たに疑問に感じたことなどが出てきたら、そのままにしておかず、次回の診察のときに尋ねることは、賢い患者であるための基本原則です。その際には、質問リストを作成して持参しましょう。

質問リストをつくるときは注意するポイントがあります。

医師にとって質問は大歓迎なのですが、整理されていない質問をたくさんされるのは、やはりつらさを感じてしまいます。私の患者さんのなかにも、ひと握りではありますが、思いつくまま、脈絡のない質問を数ページにわたって書き連ねたリストをもってこられる方がいました。

次回診察時の質問リスト（例）

前回の診察での不明点

●●●●●という言葉の意味が、調べてみてもわからなかったので教えてほしい。

不安・疑問に思っていること

・なぜこの薬が必要なのか？

・副作用はどのようなものか？

・副作用がつらかった場合の対処法は？

・日常の生活でやめたほうがいいことはあるか？

・お酒は飲んでもいいのか？

希望

病気のことが気になって眠れないので、依存性のない睡眠導入剤を処方してほしい。

質問が整理されていないと、表現は違うけれど聞かれていることは同じだったり、これまで何回も説明したことをまた聞かれたりするといったことも生じます。医師も人間ですので、同じことを何度も繰り返し尋ねられるのは、やはりよい気持ちはしません。説明の繰り返しで終わってしまうことで、よい医療を引き出すためのコミュニケーションも深まらないでしょう。

したがって、**前回の診察の際のメモや録音を踏まえて、まずはわかっていること、わからないことを自分なりに整理しておきましょう。**

そのうえで、わからない点や不安・疑問に思っていることを、「なぜこの薬が必要なのか？」「どうしてこの薬がよいのか？」「副作用はどのようなものか？」あるいは、「効果が得られなかったときは、他に方法はあるのか？」「日常でどんな変化に気をつけるとよいのか？」のように、箇条書きで簡潔に、「次回の質問項目」としてリストにしていきましょう。

医師の話を記録して病気について考え、湧いてきた不明点をリストにして、次の診察のときに質問する。そこでまた不明点や疑問点が出てきたら、医師に尋ねる。それを繰り返すことで、コミュニケーションが深まっていくのです。

質問をするときの効果的な聞き方

聞き方のポイントは「具体的に聞く」

繰り返しになりますが、患者さんからの質問を面倒に感じたり、不快に思ったりする医師は、職務である以上まずいません。むしろ、わからないことはどんどん質問して聞いてほしいと考えている医師がほとんどでしょう。

ですから「気分を害されたら？」などと考えず、積極的に聞きたいことは聞いてください。「先生の言うことに切り返したら失礼にならないだろうか？」などと気にする必要もありません。

とはいえ、言い方や聞き方は大事です。言うまでもなく、「それってどういうことか、ちゃんと説明してください」といった頭ごなしの言い方、「これをこうしたら治るはずなのに、なぜ治らないのか」と問い詰める言い方はよくありませんし、「私は生きていられるんでしょうか？　この病気で死ぬんでしょうか？」のような漠然とした質問は、医師も答えようがないからです。

効果的な質問の仕方は、ひと言で言うなら「具体的に聞く」です。授業で教師に質問をするときのように、「ここがわからないので教えてほしい」という姿勢で尋ねるのです。

たとえば病気全体のことであれば「この病気が進行したら、どうなっていくのですか？」「現在の私の進行度は、どこまで進んでいるのでしょうか？」「他に考えられる病気はありますか？」、治療に関することなら「先生が、この治療がよいと考えているのはなぜですか？」「検査数値で〇〇くらいだと、治療は受けやすくなるのでしょうか？」「〇〇で腫瘍が縮小したら、そのまま縮小は続くのでしょうか？」、薬に関することなら「副作用が心配なのですが、他にどのような薬がありますか？」「もし、この薬で効果が出ないようなら他に薬はありますか？」といった具合です。

同時に、これも繰り返しになりますが、ご自身でもぜひ勉強を怠（おこた）らないようにしてください。患者さん自身が勉強して知識をつけるほど、医師に聞きたいこともより深く、具体的になっていきます。「どうするか」の選ぶ選択肢も増えていきます。

こんな質問をしていませんか？

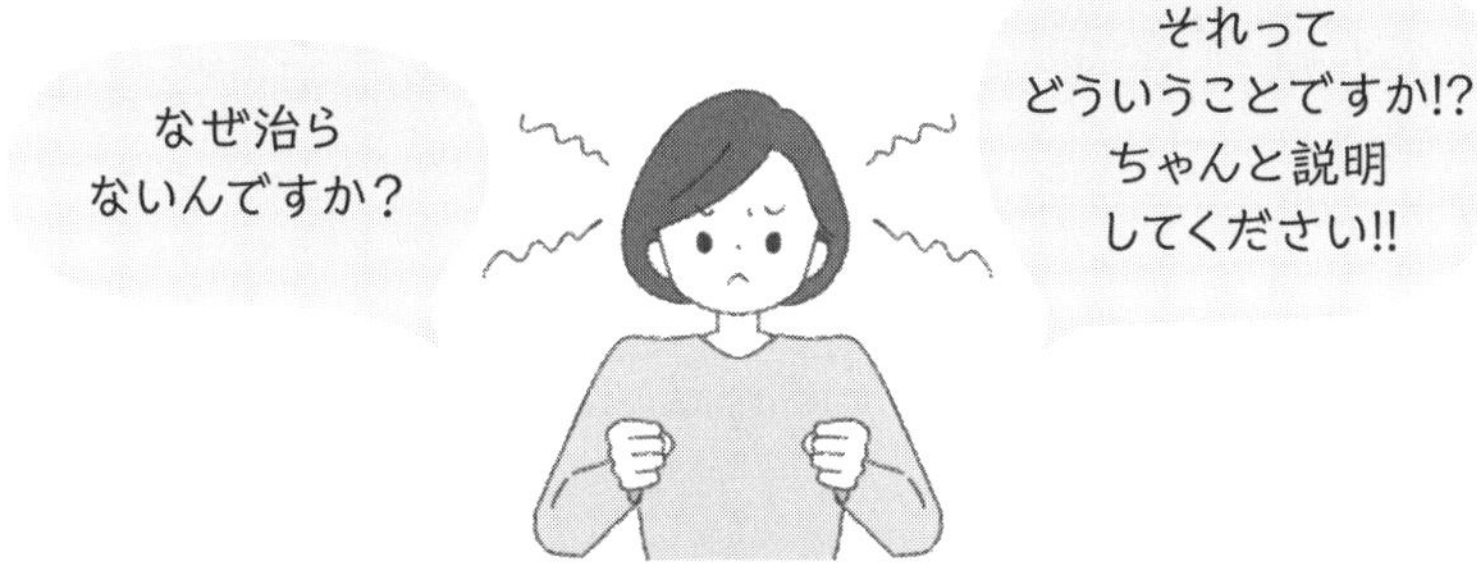
なぜ治らないんですか？
それってどういうことですか!?ちゃんと説明してください!!

怒らないで。落ち着いてください。

こんな質問ならよい医療を引き出せます

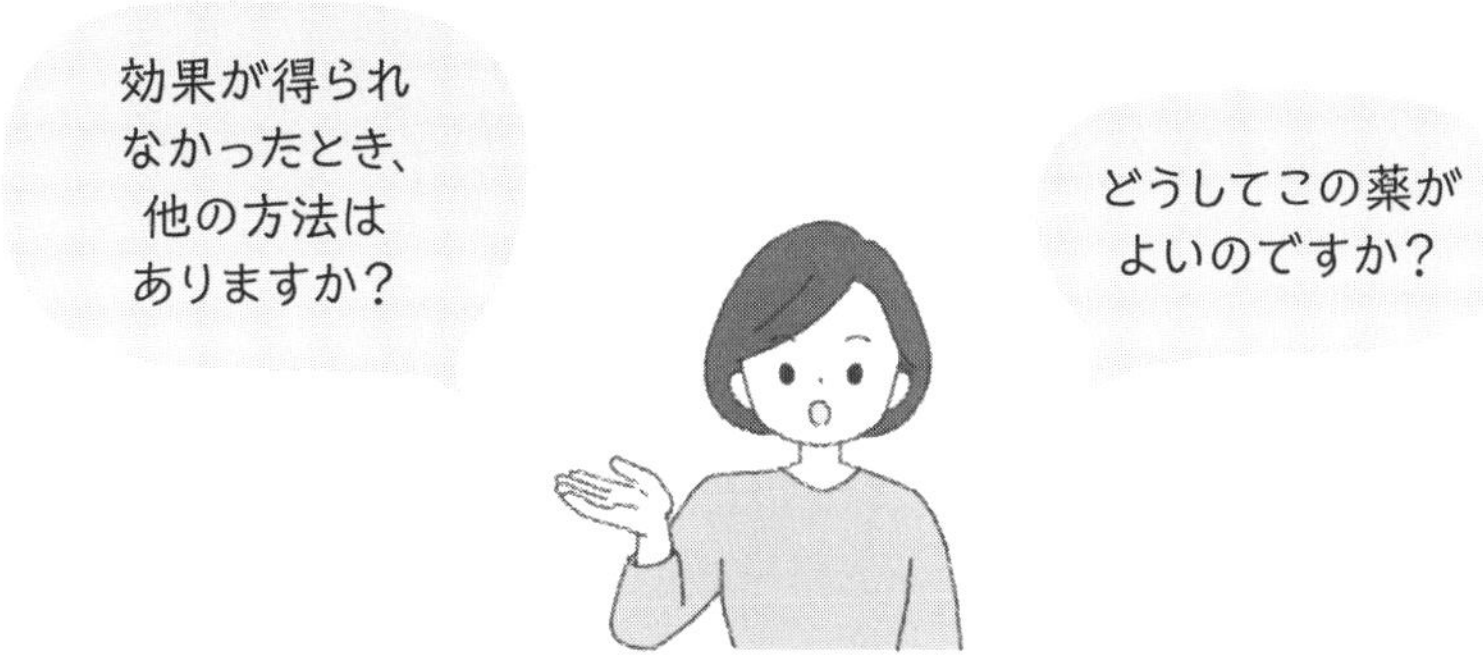
効果が得られなかったとき、他の方法はありますか？
どうしてこの薬がよいのですか？

具体的、かつできるだけ冷静に。

サプリメントや漢方薬を飲みたいとき

自己判断で取り入れる前に主治医に確認しよう

「書籍やインターネットで紹介されていたサプリメントや漢方薬を試してみたい」「民間療法だけれど、効果がありそうだから取り入れてみたい」――。病気になると、できることは何でもしたいという気持ちになります。そのような気持ちになるのは特別なことではありません。

ただし忘れていただきたくないことがあります。治療のメインとなるものは、確率的に治る可能性が高いものでなくてはならない、という点です。

西洋医療に「絶対」はなく、グレーゾーンの部分は多いと言いましたが、それでも民間療法に比べると、科学的な病気の解明とそれに基づく治療法の確立、治療したときの効果については多くの知見が蓄積されています。薬についても、服用したときの効果と副作用に関して、それなりの情報が明らかにされています。

そう考えると、現代医療のもつこうした点を無視して、自己判断でサプリメントや漢方薬を飲み始めたり、いきなり民間療法に頼ったりするようなことはしないほうがよいし、していただきたくないと思います。

もし「効く」といわれているサプリメントや漢方薬、民間療法的なモノを試してみたい場合は、必ず、まずは主治医に確認をしてください。

西洋医薬と違って、サプリメントや漢方薬には副作用がないと考えている方もいますが、それは大きな間違いです。漢方薬も、生薬を使った「薬」である点に変わりはなく、飲めば副作用もあります。

また特定成分を摂取するサプリメントは、その成分が、処方されている薬の効果を弱めたり、反対に強めてしまったりする場合があります。

たとえばビタミンB_6はパーキンソン病治療薬の作用を弱めてしまい、ビタミンDは強心剤であるジゴキシンの作用を増強して、ジギタリス中毒の症状を起こしたりすることがあります。たとえサプリメントといえども体への影響はありますし、服用薬との何かしらの相互作用がある可能性は否定できません。

ですから飲みたいものがあるならば、その情報が掲載されている書籍やサイトの該当箇所を印刷してもっていき、「こういう情報があるのですが、先生はどう思われますか？」「自分では飲んでみたいのですが、治療に何か影響はあるでしょうか？」と尋ねて、主治医とよく相談してください。

何も影響がなければ「構いませんよ」と言うでしょう。その判断を聞いてから始めても遅くはありません。

私の場合、患者さんから問われたら、まずその内容を聞いて、危険なものや法外な価格のものは止めます。しかし危険性もなく、負担の少ない出費で、かつそれを楽しんでいるのなら、「どうぞご自由にやってください」と言うようにしています。

重要なのは、今やっている治療や病状への影響があるかないかです。その点に問題がなければ構わないというのが、大方の医師のスタンスでしょう。

でも、前述したように漢方薬は薬ですし、サプリメントにも注意を要するものがあります。またグレープフルーツのように、飲み合わせの悪い薬が複数あるような食材もあります。したがって、医師と共有しないで、自己判断で取り入れてしまうことだけは、くれぐれも避けていただきたいと思います。

サプリメントや漢方薬を飲む前に相談を

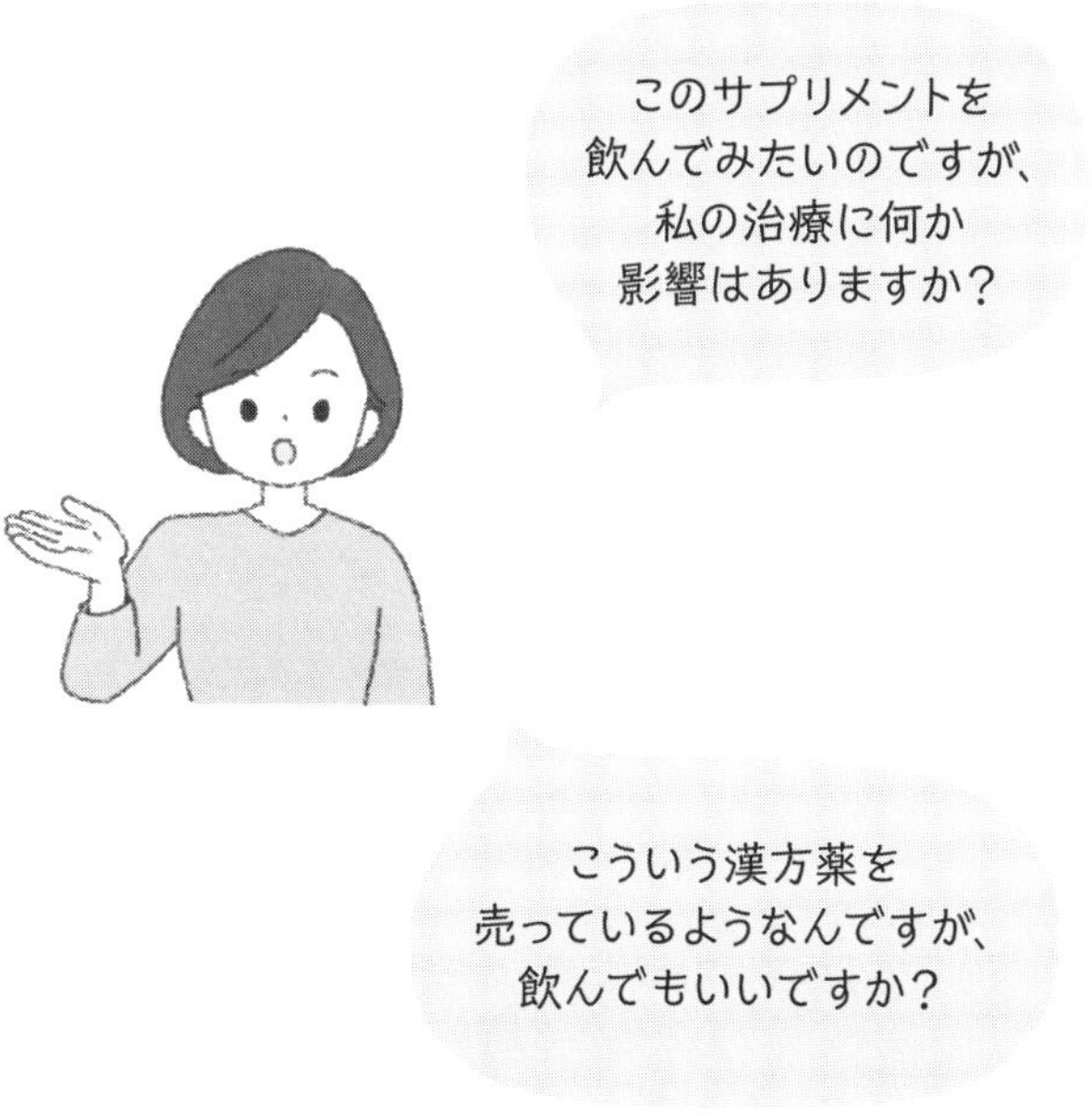
このサプリメントを
飲んでみたいのですが、
私の治療に何か
影響はありますか？
こういう漢方薬を
売っているようなんですが、
飲んでもいいですか？

サプリメントのパンフレットや紹介ホームページのプリントアウト、パッケージなどを持参し、主治医と相談すると安心です。

医師と一緒に治療法を検討する

診断されたらどれくらい進行しているのかを聞く

もし大きな病気であることを告げられたら、次に確認しておきたいのは「どの場所に」「どのくらいの病変があるのか」「どのくらい進行しているのか」です。

進行の程度は「病期」と呼びますが、まずは病期がどの程度なのかを確認しましょう。がんの場合は、がんが小さく転移の恐れのない「0期」「Ⅰ期」から、転移が広く進んでいる「Ⅳ期」まで、5つの病期があります。他の大きな病気も、軽度の段階から重度の段階まで、いくつかステージが分類されているので、どの段階なのかを把握してください。

続けて、その疾患が、どの場所にあるのかも確認しましょう。「肺にひとつ腫瘍があるようだ」「お腹の動脈に血栓があるみたいだ」など、あやふやで済ませていてはいけません。病状説明で医師は、ＣＴ（コンピュータ断層撮影）やＭＲＩ（磁気共鳴画像）、血管造影検査、Ｘ線検査、超音波検査、顕微鏡による病理診断などの検査結果を見せながら説明を行います。そこで、しっかりと「どの臓器にあるのか」「臓器の上部なのか下部なのか、右なのか左なのか」、腫瘍や血栓であれば「どれくらいの大きさ」で「個数はどのくらいなのか」など、お医者さんに聞きながら、より具体的に把握しておきましょう。病期と病態を把握して、はじめて治療法を医師と一緒に考えていくことができるようになるからです。

併せて、「この病気と治療法をもっと知るための本や、検索キーワードは何がよいか」についても、この時点で聞いておくとよいでしょう。

治る方法はあるのか、治らないならどう付き合うか

治療に関しても、「どのような治療があるのか」「それをすることで病態や病状はどうなるか」を確認しておきます。病気によって、治療で完治できるものもあれば、慢性腎臓病や糖尿病などのように完治はむずかしいものもあります。完治を望めない場合、その病気とどう付き合っていくかも考えていかなければなりません。

でも治らなくても、絶望を感じたり、あきらめたりしないでください。付き合い方はあるからです。

がんで言えば、抗がん剤の開発や新たな放射線治療も進歩していて、多様な組み合わせが可能です。そのなかから自分はどう生きたいか、どう暮らしたいか、何を優先したいかを考え、それを医師にも伝えて、そのときどきでよりベターな治療法を一緒に選択していけばよいのです。

多様な治療法を組み合わせることで、今は「がんと共に生きる」こともできるようになってきています。他の病気に関しても同様です。治療法は進歩し続けています。自分の病気をうまくコントロールしながら、できる限り普通の生活を送ることはむずかしくなくなってきています。

もしも医師から「治すならこれしかない」と断定的に言われても、すぐ飛びつかずに「なぜその治療なのですか？」「そう思われるのはなぜですか？」と根拠を尋ね、「他のやり方はありますか？」と聞いてください。選択肢が他にも見つかる場合があります。患者さんからそう切り出すことで、医師も考えていくようになるのです。

その治療は標準治療なのか

安心できる「王道」の治療法が標準治療

大きな病気、重い病気であるほど、医師に言われるまま、安易に治療を始めてしまうことは避けましょう。治療に関して、最適な選択肢や優先順位を考えていくのは医師ですが、その解答は絶対ではないからです。

まずは、医師から提示された治療が、「標準治療」なのかどうかを確認しましょう。標準治療とは、「いちばん高い確率で、最良の結果を生む可能性がある、と科学的に証明されている治療法」です。各学会が定めている治療の「ガイドライン」に沿って提供される治療が標準治療で、ガイドラインは常に更新されています。

膨大なデータに基づいて、その治療を受けた患者が、どのような経過を経て、どのような状態に導かれ、どんな結果を出すかが明らかになっているのが標準治療で、データから、副作用にはどんなリスクがあり、どれくらい延命するのか、効果がない可能性はどのくらいかといったことも予測できます。

つまり最大多数の人が確実に延命する治療法であり、患者さんにとっては安心できる「王道」の治療法といえます。

自分の病名を打ち込んで、そこに「標準治療」というキーワードを足してネットで検索してみてください。自分の病気に関して、最新の標準治療がどのようなものなのかを把握することができます。医師から提示された治療法が標準治療なのか、そうではないのかも確認できます。

もし標準治療でなければ、「なぜ（標準治療ではない）この治療法がよいと思ったのか」を必ず尋ねましょう。「ガイドラインとは少し異なるが、他に高い効果の見られる治療法があれば、積極的に使っていきたい」と考える医師もいます。それも、患者さんにとっては、自分の治療法を決めるひとつの選択肢になるでしょう。

よくないのは、医師が選んだ治療法をよく知らないままにしておくことです。ですから、お医者さんが提案している治療法について、自分でもしっかり調べることを大事にしてください。

最新医療は必ずしも標準治療ではない

「最新医療」に飛びつかない

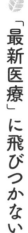

テレビや雑誌などで「これまでむずかしかった治療が、この方法でこんなに効果をあげた」といった紹介の仕方がされているものの多くは、「最新医療」とされている治療法です。最も新しく、最も治りやすい治療法のように感じてしまいますが、それに飛びついてしまうのはやめましょう。

最新医療は、効果があるかもしれないという可能性から試され始めた治療、もしくは、それによって効果があった人がいたというレベルの治療法です。当然ですが、標準治療にはなっておらず、実績を積み重ねている段階です。

なかには、いずれ標準治療になっていく可能性をもつものもありますが、大半は臨床試験や治療結果の蓄積が少なく、エビデンスがまだ不十分な状態です。したがって、「最新医療」として紹介されていたからといって、安易に信じ込まないことが大切です。

そうした情報を目にしたら、主治医に「このような情報があるのですが、先生はどうお考えですか?」とまずは確認してください。その治療法が、現在どの程度使えそうなのか、選択肢になり得そうかといったことを聞き出しましょう。

選択肢になり得そうであれば、「この治療法はエビデンスがあるか」「そのエビデンスはどのレベルにあるのか」ということも、しっかり確認しましょう。

エビデンスに関しては、医師のほうから標準治療以外の治療法を提案されたときも、「なぜこの治療法なのか」と併せて、必ず聞いておきたいことです。

また病気の経過によっては標準治療の効果が薄れて、それ以外の選択肢を考えていかなければならない場面が出てきます。その治療法を試すかどうかを医師と一緒に判断していく際、できるだけ確実性の高い方法を選ぶためにも、エビデンスがどのレベルなのかを知ることは大事です。

いずれにしても、エビデンスが不確かで、確実性の低い治療法は避けるようにしてください。「最新医療」の4文字に惑わされないようにしましょう。

インフォームド・コンセントは納得のいくまで

別の日に少し長めに時間をとってもらうのもよい

インフォームド・コンセントは、重要事項の説明ですから、内容を理解し、納得できるまで話を聞くことが、よい医療を受けるうえではとても大切です。手術前日に急ぎ足で説明を受けて、内容が咀嚼できていないのに同意書にサインするといったことはＮＧです。十分理解できるまで時間をかけてください。

今日明日にでも治療を始めなければ手遅れになるような、急を要する病気はほとんどありません。納得のいく医療を受けるためにも、わからない点や疑問点は、こまめに何度でも医師に尋ねて解決しておきましょう。

医師から説明してもらってもよくわからない場合は、決してそのままにしておかず、「まだよく理解できていないので、もう一度説明していただけますか？」と勇気

インフォームド・コンセントに遠慮は禁物

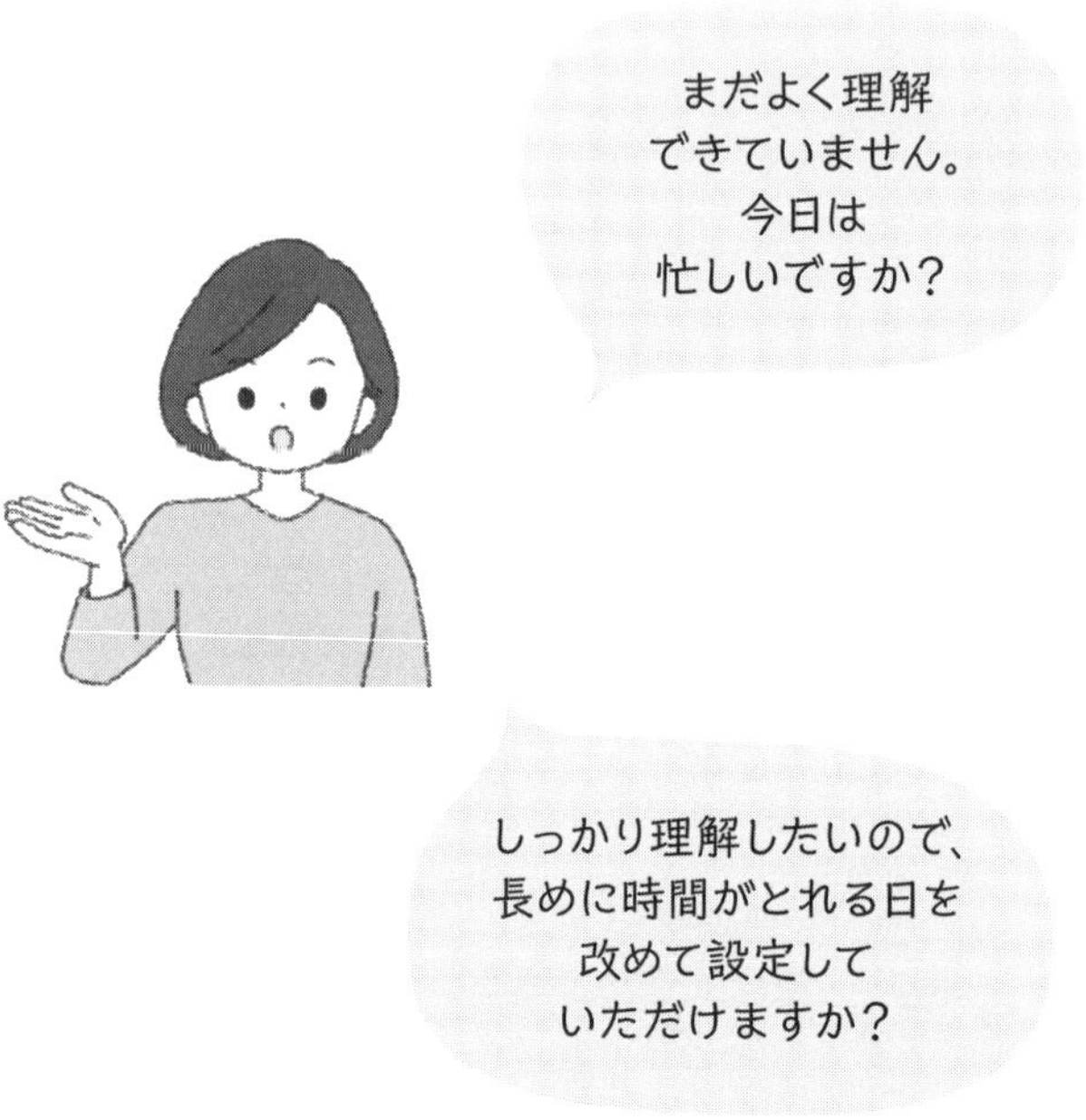
まだよく理解できていません。今日は忙しいですか？
しっかり理解したいので、長めに時間がとれる日を改めて設定していただけますか？

1回で理解できなければ、後日改めて説明の機会を申し出るとよいでしょう。

を出して言ってください。

忙しそうだから、まだ先生とそれほど関係ができていないからと遠慮するのは禁物です。忙しそうな様子なら「忙しいですか?」とストレートに尋ね、**その日は時間がなさそうであれば、「しっかり理解したいので、別の日に少し長めに時間をとってもらうことはできますか?」と伝えて、約束をもらいましょう。**

医師のほうでも、多くは1回の説明で患者さんに理解してもらうことはむずかしいと認識しています。わからないことは「わからない」と言ってもらうほうが医師も安心なのです。ですから「長めに時間をとってほしい」と言われたら、快く時間をつくってくれるはずです。

改めての約束がとれたら、事前に質問を箇条書きにして渡しておくのもよいでしょう。質問リストがあれば、それをもとに医師のほうでも準備ができるからです。

患者さんとのやり取りを通して、医師も病院も成長します。患者さんからの疑問や指摘が漫然とした治療や投薬を見直すきっかけになったり、他の治療の可能性に気づいたりすることもあります。ですから気を使い過ぎず、遠慮なく、納得いくまでインフォームド・コンセントを受け、どんどん質問をしてください。

医師と意見が合わないときには

セカンドオピニオンを得るのも方法

治療が長く続くと、いろいろと話し合っても、医師と意見が合わない場面が出てくるかもしれません。何を優先順位とするかで、自分が受けたい治療と医師の考える治療が違い、なかなか受け入れることができない。診断結果に納得がいかない。そうした場合は、セカンドオピニオンを得るのも方法のひとつです。

日本でもセカンドオピニオンは定着しつつあります。診断や治療方針について、別の医師の意見を聞いてみることは患者さんの当然の権利ですから、ここでも遠慮しないで、セカンドオピニオンを受けるようにしてください。

別の医師から異なる見解をもらうことで、選択肢が増えたり、治療法に対する理解を深めたりすることができて、よりよい医療を受けることにつながりますし、説明上手な別の医師の話を聞いて、最初の医師の説明ではよくわからなかったことがストンとわかった、ということもあります。

ファーストオピニオンに納得ができないときだけでなく、説明が理解できないというときにも、セカンドオピニオンを使いましょう。

ただ日本の医師のなかには、いまだにセカンドオピニオンに対して、少数ながらいい顔をしない医師もいるようです。

もしもセカンドオピニオンに否定的な態度を見せる医師であれば、そうした医師に治療を任せるのは考えものです。西洋医療にはグレーゾーンがあり、そこには多様な見解があって、そのなかから患者さんにとっていかに最適な医療を提供していくかという、患者本位の考え方ができない医師と推察できるからです。

セカンドオピニオンにすら不機嫌な顔を見せる医師は、往々にして、患者を医師が導くといったパターナリスティック（家父長主義的）な考え方の持ち主でしょう。

そうした医師は、患者さんの声に耳を傾けることもあまりしてくれません。わかりやすく丁寧に話そうとしてくれず、質問に対してもきちんと答えてくれない可能性があります。

そんな医師にあたったときは、我慢して診てもらうより、別の医師を探しましょう。

地域に大きな病院がそこしかなくて、病院や医師を変えるのがむずかしいという場合は、対処法を考えるしかありません。できるなら交通費をかけてでも他の病院や医師のところに通って診てもらうほうがよいですが、その先生しかチョイスがないということなら、あきらめずにコミュニケーションをとってみてください。

看護師さんに、どうすれば先生とのコミュニケーションがよくなるかを尋ねるのもよいと思います。「質問がしにくい」と率直に伝えれば、「こう聞くといい」など質問の仕方を教えてもらえる可能性があります。あるいは、看護師を通して聞きたいことを聞いてもらうこともできるでしょう。

あるいは患者力を高めて、構わずにどんどん質問をぶつけ、理由（WHY?）を尋ね続けて、その医師とのコミュニケーションを変えていく方法もあります。その先生しかいない状況であるなら、自分にとっての最良の治療をどう引き出すかをいちばんに考えて、臆せずにぶつかってみてください。

セカンドオピニオンのコツ

必要ならサードオピニオンも受けてみる

セカンドオピニオンは、主治医とは違う医師から意見を取り入れるのが目的ですから、主治医から紹介してもらうより、できれば自分で病院を探して受けにいったほうがよいというのが私の考えです。医師同士のつながりがあると、他の病院の医師も気を使い、「補助オピニオン」になってしまいかねません。

病院探しは、患者会などで評判のよいところを教えてもらう方法もありますし、費用はかかりますが、現在は大きな病院にセカンドオピニオン外来もできています。可能なら、臨床試験を行っている大学病院などを選ぶとよいでしょう。臨床試験を行っているところだと、選択肢についても多くの意見を聞ける可能性が高いからです。

セカンドオピニオン外来を使うにしても、他の病院で受けるにしても、主治医が作成した診療情報提供書（紹介状）やレントゲン画像といったものは必要になりますので、主治医にセカンドオピニオンを受けたい旨を伝え、資料を用意してもらいましょう。病院・医師選びも大事なポイントですが、何よりも重要なのは受けるタイミングです。**セカンドオピニオンは必ず、治療がスタートする前に受けるようにしてください。治療が実際に始まってしまうと、あとからもっとよい方法が出てきたとして、そちらに変更することが容易ではなくなるからです。**

セカンドオピニオンの結果を主治医に話して、そこからよりよい治療を考えていくことが理想的な使い方です。もしセカンドオピニオンとファーストオピニオンが大きく違っていたら、サードオピニオンも受けてみてください。それらをもとに、主治医と情報を共有し、納得のいく治療法を決めていくようにしましょう。

ぜひ「医療は、他ならぬ患者のためにあるもの」との意識をもち続けてください。病気になったとしても後悔のない生き方ができるように、受け身のスタンスから脱して、医療に自ら積極的に参加し、自分の治療について妥協しない患者さんになってください。そして、たとえ大きな病気になったとしても、希望をもち続けてほしいと思います。希望こそが、最良の薬になってくれるからです。

セカンドオピニオンを受けるタイミングは治療を始める前に

大きな病院には

セカンドオピニオン外来があることも

患者

セカンドオピニオンを受けたい医療機関が決まったら、主治医に相談

↓

主治医

診療情報提供書（紹介状）
検査資料（X線、CT、MRI、内視鏡、超音波、心電図、検査記録など）を用意

※セカンドオピニオン外来に直接申し込むケースと、主治医経由で申し込みするケースなどがあります。

※セカンドオピニオンは2023年現在、健康保険適用外であり、全額自己負担です。

【著者紹介】
上野直人（うえの・なおと）
1964年、京都府に生まれる。1989年、和歌山県立医科大学卒業。ピッツバーグ大学付属病院にて一般内科研修後、米国内科専門医取得。テキサス大学MDアンダーソンがんセンターにて、腫瘍内科医として研修。米国腫瘍内科専門医取得後、30年MDアンダーソンがんセンターに勤務。現在はハワイ大学がんセンター教授、ディレクター。腫瘍分子細胞学博士。専門は、炎症性乳がん、転移性乳がん。標準的な治療方法の開発から、新しい免疫・標的治療の開発まで、がん治療の最先端を担う。
がんの治療効果を最大にするために必要かつ最適とされるチーム医療（チームオンコロジー）の推進にも力を入れ、日本でも医療従事者向けの教育活動を行う（https://www.teamoncology.com/）。著書に『最高の医療をうけるための患者学』（講談社＋α新書）、『一流患者と三流患者』（朝日新書）がある。Twitterアカウント@nuenojpn／@teamoncology

医師が患者になってわかった！後悔しない賢い患者術

2023年4月3日　第1版第1刷発行

著　者　上野直人
発行者　村上雅基
発行所　株式会社PHP研究所
京都本部　〒601-8411　京都市南区西九条北ノ内町11
〔内容のお問い合わせは〕教育出版部 ☎075-681-8732
〔購入のお問い合わせは〕普及グループ ☎075-681-8818
印刷所　株式会社光邦
製本所　東京美術紙工協業組合

ISBN978-4-569-85467-0